AF469610

PROCÈS LAFFARGE.

IMPRIMÉ PAR BÉTHUNE ET PLON, A PARIS.

MÉMOIRE

A CONSULTER,

A L'APPUI DU POURVOI EN CASSATION

DE

DAME MARIE CAPPELLE, V° LAFFARGE,

SUR LES MOYENS DE NULLITÉ

QUE PRÉSENTE L'EXPERTISE CHIMIQUE,

Dans le cours de la procédure, qui vient de se terminer par l'arrêt de la
Cour d'assises de la Corrèze, du 19 septembre 1840;

RÉDIGÉ, A LA REQUÊTE DE LA DÉFENSE,

PAR F.-V. RASPAIL.

Que Dieu préserve l'innocence des tours de
force de la chimie invoquée devant la loi !

(*Lettre au docteur Fabre, du 26 septembre 1840.*)

PARIS,

AU BUREAU DE LA GAZETTE DES HOPITAUX,

22-24, rue Dauphine.

1ᵉʳ Octobre 1840.

AVIS PRÉLIMINAIRE.

— ◦◦⬡◦◦ —

> Le tribunal de Cassation (aujourd'hui la Cour de Cassation), ne peut jamais connaître du fond des affaires ; mais il casse les jugements rendus sur des procédures dans lesquelles les formes ont été violées, ou qui contiennent quelque contravention expresse à la loi, et il renvoie le fond du procès au tribunal qui doit en connaître. (Constitution de l'an IV de la République française (1795, n° 235). — Décret du 1er décembre 1790, art. 3. —*Code d'instruction criminelle*, art. 408.)

Ce texte fondamental de la loi a tracé le cadre de ce mémoire, ainsi que les limites de la réserve, avec laquelle il peut m'être permis de toucher au fond de mon sujet.

Je demande quelque indulgence pour la forme : le temps presse ; la Cour de cassation ne laisse pas traîner les affaires ; et il est quelqu'un, là-bas, dans un cachot creusé sur le flanc des montagnes, qui n'a plus d'espoir, sur la terre, que dans ce seul mot de la Cour suprême, lequel résumerait la démonstration spéciale que j'ai mission de rédiger.

F.-V. Raspail.

1er octobre 1840.

MÉMOIRE A CONSULTER,

A L'APPUI DU POURVOI EN CASSATION

DE

DAME MARIE CAPPELLE, Vᶜ LAFFARGE.

Je suis arrivé huit heures trop tard à Tulle, pour pouvoir certifier, en pleine audience, l'opinion que je suis invité à développer dans ce mémoire, relativement à la valeur des diverses expertises chimiques, qui ont servi de base à la prévention et à la condamnation, dans ce long procès criminel.

Lorsque le 17 septembre, à onze heures du soir, je reçus, de la défense intime de madame Laffarge, et par le ministère de Mᵉ Babaud-Laribière, la mission de me rendre à Tulle, il était déjà trop tard, pour tenir aux raisons graves et sérieuses, sur lesquelles, en toute autre circonstance, j'aurais basé un refus.

Mais, je dois le déclarer hautement, ces raisons ne partaient que de la crainte de nuire à la cause de la vérité, par ma position personnelle; car, à la lecture des pièces, j'avais acquis la conviction intime, que, si la condamnation de madame Laffarge n'était obtenue qu'à l'aide de certaines expertises légales; et notamment de la dernière, l'accusée allait tomber victime d'une déplorable erreur judiciaire, et d'un plus déplorable système d'investigation chimique.

Il ne me restait donc qu'un parti : celui d'obéir immédiatement ; et ce parti, je n'aurais pas hésité à le prendre, alors même que madame Laffarge aurait été, à mes yeux, la plus coupable des femmes que l'accusation ait pu placer sur le banc des accusés. Car il ne faut pas habituer l'accusation à obtenir une condamnation sur une fausse donnée. A CETTE DONNÉE, je le répéterai sans cesse, IL PEUT ARRIVER TOT OU TARD QU'UN INNOCENT SE TROUVE PRIS.

Mais la même fatalité, qui, depuis le commencement de ce procès, semble en avoir mêlé tous les fils d'une manière inextricable, la même fatalité ne m'a pas permis d'arriver en temps opportun.

Ce qui est survenu, je le prévoyais ; ce que je prévoyais, je l'aurais prévenu (j'en ai la conviction ; d'autres diront la présomption peut-être).

Quoi qu'il en soit, l'arrêt n'est pas irrévocable ; la cour suprême va être appelée à prononcer à son tour.

Je m'empresse donc d'écrire, une fois arrivé à Paris, ce que j'aurais dit à Tulle, et de soumettre à la cour de cassation, comme moyen de nullité, ce que j'aurais présenté aux assises de Tulle, comme moyen de défense.

Ce sera là peut-être une occasion solennelle d'ouvrir les yeux de la haute magistrature, sur les vices de l'expertise légale en général, et sur les réformes les plus urgentes qu'il s'agit d'apporter dans cette branche de l'instruction criminelle. J'ose le déclarer d'avance, et je le fais la main sur la conscience, l'institution actuelle de l'expertise légale est en opposition formelle avec l'esprit et la lettre de notre droit constitutionnel, et surtout avec l'institution du jury.

Ce mémoire, je l'espère, renfermera la démonstration la plus complète de cette proposition, qui, au premier coup-d'œil, peut paraître un peu hardie.

Je diviserai mon travail en trois parties principales :

Dans la première, j'aurai à examiner, sous le rapport de la procédure seulement, les vices de forme de l'expertise chimique et médicale, sur laquelle se sont fondées successivement, la *prévention*, l'*inculpation*, l'*accusation* et la *condamnation*, dans le cours de cette affaire ;

Dans la deuxième partie, je m'occuperai de l'expertise légale, spécialement sous le rapport médical et chimique ; et j'aurai à examiner si les règles de la science ont été suivies, perdues de vue, ou violées ouvertement, dans ce procès ;

Dans la troisième, je me propose d'établir la compétence de la cour suprême à prononcer sur ce genre de nullités, tout aussi bien que sur les moyens de nullité tirés de la violation des règles ordinaires de la procédure.

En tout ce que j'aurai à dire, dans le cours de cette longue analyse, je n'entends faire aucune allusion offensante et diffamatoire ; les noms qui se présenteront sous ma plume sont des faits acquis aux débats ; je les prends, comme de simples moyens de me faire entendre, ou de simples signes de convention ; qu'on les enlève, qu'on les remplace par d'autres, il n'y aura pour cela d'introduit dans ce mémoire qu'un changement de mots ; l'argument en restera le même.

Je plaide la cause de la science, protectrice des innocents à venir ; je pose une hypothèse, et je la démontre ;

Je n'incrimine, ni ne justifie, dans aucun autre intérêt.

PREMIÈRE PARTIE.

VICES DE FORME DE L'EXPERTISE LÉGALE, CONSIDÉRÉE PLUTOT SOUS LE RAPPORT DE LA LETTRE ET DE L'ESPRIT DE NOTRE PROCÉDURE CRIMINELLE, QUE SOUS CELUI DES RÈGLES DE LA SCIENCE.

Je suivrai, dans cet exposé, et pas à pas, l'historique de la procédure ; seulement, pour la méthode, je me contenterai de le couper, en tout autant de chapitres, que l'expertise offre de points de repos et d'objets déterminés.

CHAPITRE PREMIER.

Premières rumeurs sur lesquelles s'est fondée la présomption, que Pouch Laffarge était mort victime d'un empoisonnement homicide.

Feu Pouch-Laffarge revient le 5 janvier de Paris au Glandier, sa demeure, souffrant d'un simple malaise, que son médecin ordinaire qualifie d'*angine*.

Sa maladie empire ; les vomissements surviennent, vomissements accompagnés de *matières stercorales* ; le médecin ne voit, dans tous ces symptômes, que les caractères de l'une de ces maladies spontanées qui se présentent assez fréquemment dans la pratique médicale. Le docteur ne traite pas la maladie de Laffarge d'après d'autres errements.

Cependant, à l'insu du médecin, et surtout à l'insu de la

jeune épouse du malade, on remarque, autour de son lit, un mouvement mystérieux, qui prend toutes les formes d'une expertise légale ; le soupçon d'un empoisonnement vient de naître !

Mais dans l'esprit de qui ? d'un médecin, d'un chimiste, d'un pharmacien ?

Non : Pas un médecin ne se doute que ce soupçon ait même été conçu ;

Une mère justement éplorée, des belles-sœurs, un domestique (dont la réputation plus tard recevra plus d'une atteinte), une jeune artiste enfin, ont deviné ce que l'homme de l'art ignore ; sous les symptômes d'une maladie spontanée, ils ont découvert les signes d'un empoisonnement, et d'un empoisonnement par l'arsenic ! Substance dont ils connaissent tous les caractères physiques, les propriétés chimiques et les effets toxicologiques.

Bien peu de personnes, à Paris, seraient en état de comprendre ce qu'au Glandier on connaît déjà à fond.

On a remarqué, entre les mains de Marie Cappelle, une poudre blanche ! Avant d'avoir consulté un seul chimiste, on soupçonne que cette poudre, qui jusque-là n'avait été que de la gomme, est tout-à-coup de la poudre d'acide arsénieux, ou *arsenic blanc*.

On a vu au fond d'un vase une poudre blanche ! Cette poudre blanche, qui, en toute autre circonstance, pouvait n'être que de la poudre de gomme arabique, poudre si lentement soluble à froid, il est démontré aux yeux des témoins, ce que plus tard l'analyse confirme, que cette poudre n'est que de l'arsenic blanc, substance qui, à la vérité, ne se dissout bien dans l'eau que par l'ébullition.

A l'insu du docteur Bardou, on en envoie une certaine

quantité à M. Eyssartier, qui, quoiqu'il n'ait pas tout-à-fait expliqué la marche de son analyse, paraît cependant avoir eu de fort bonnes raisons de croire que les soupçons de la famille étaient fondés.

Le 13 janvier, à l'insu encore du docteur Bardou, cette expertise mystérieuse et de famille mande le docteur Lespinasse ; et le porteur de la missive a grand soin d'expliquer au docteur, sous le sceau du secret, que Laffarge était victime d'un empoisonnement par l'arsenic.

Le docteur Lespinasse ordonne aussitôt, et sans plus ample information, un contre-poison, et cela avant de consulter son confrère. A peine a-t-il vu le malade qu'il lui administre le contre-poison.

Le docteur Lespinasse a-t-il pu constater les symptômes d'un empoisonnement ? Nous verrons dans la deuxième partie que la science n'est pas encore arrivée à pouvoir donner la solution de ce problème. Quelle raison avait donc le docteur Lespinasse pour croire à un cas d'empoisonnement ? Le témoignage seul de ceux qui le lui dénoncent. Mais ceux-ci, quelles raisons apportent-ils de leur conviction ? Je n'en trouve d'autres, dans les témoignages, que leur simple soupçon, et sans doute la déclaration de M. Eyssartier, qui leur conseille, dans sa prudence, de ne pas faire usage de la potion qui a été soumise à ses investigations.

Ainsi, la maladie que le docteur Bardou traitait comme une maladie spontanée, le docteur Lespinasse la déclare un cas d'empoisonnement ! sur un soupçon, le soupçon seul de témoins incompétents ! il change le traitement sous ce point de vue, et il s'en retourne en toute sécurité.

On lui avait désigné la personne que l'on soupçonnait de ce crime ; il a causé avec elle sur des points indifférents ; et il a fait comme tout le monde : il a laissé errer librement et sans crainte, autour du malade qui se meurt, cet être maudit de tous, et à la vue duquel le malade lui-même, prévenu par les mêmes bouches, se détourne d'épouvante et d'horreur, ainsi qu'à la vue d'un vampire, qui serait venu lui sucer l'existence, en le couvrant de ses baisers.

Nul n'écarte le coupable ; chacun s'en va dormir, après l'avoir montré du doigt et désigné des yeux !

Les dénonciateurs restent dépositaires des traces du crime, des vases qui le recèlent ! l'expert, car le médecin en tout état de cause est le premier expert de toute procédure, l'expert ne s'occupe pas même de ramasser quelques parcelles de la substance suspecte, de les placer sous le scellé, de recueillir les témoignages, et de leur donner le caractère de tout autant de pièces authentiques, en les faisant signer.

Il ne cherche pas même à opérer un commencement d'analyse ! et pourtant, ce n'est pas la substance qui lui manque : Le poison coule, dit-on, à pleins bords de tous les vases ; on en aperçoit de longues traces sur les commodes ; on lui en montre du doigt des pots entiers déposés dans un tiroir sans serrure. Le coupable, quel qu'il soit, semble avoir voulu signer son crime avec de l'arsenic, comme on trace sa signature, sur le tableau, avec de la craie. Il suffit de six à sept grains tout au plus pour tuer un homme ; et l'auteur de ce lent assassinat le jette comme à la volée et par hectogrammes.

Un milligramme suffirait, à un homme de l'art, pour constater l'identité de ce genre de poison !

Le docteur se repose sur la déclaration de ceux qui lui dénoncent un pareil monstre ; il se contente, pour la forme, de jeter une pincée de poudre sur des charbons ardents, et n'a pas besoin de pousser plus loin l'expérience : il a flairé une odeur d'ail !

Il part ; le malade, gorgé de poison ou peut-être aussi de contre-poison, meurt. Aussitôt après intervient la justice, de la bouche de laquelle le docteur Bardou apprend, pour la première fois, qu'il était plus que probable que son client, qui avait été traité pour une angine, était mort empoisonné par l'arsenic.

Revenons encore un instant sur la filière de cette expertise qui est la première en date, et sur laquelle se base la *prévention*.

Les médecins ne se doutent même pas de ce que la famille et deux employés soupçonnent et dénoncent.

Je pose en fait qu'il serait difficile, en France, de rencontrer une seule famille, de la classe de celle qui habitait le Glandier, laquelle aurait été en état, avant toute espèce d'avertissement, de reconnaître l'arsenic dans une substance blanche. Au Glandier, chacun sait distinguer, à l'œil seul, l'arsenic en poudre de la poudre de gomme, et chacun s'aperçoit de la présence de cette poudre, après avoir soupçonné que les symptômes de la maladie de Laffarge n'étaient autres que les symptômes d'un empoisonnement.

La famille possède la collection la plus complète de tous les vases dont a pu se servir l'empoisonneur, quel qu'il soit ; et cette collection est abandonnée au hasard ; les hommes de l'art, ou plutôt l'homme de l'art, mystérieusement appelé, à l'insu de son confrère, croit tout ce qu'on lui dit sur parole, et n'a besoin de rien entreprendre pour le vérifier ; il laisse, à qui voudra en faire l'analyse, ces causes de mort, dont il est certain à ses yeux que quelqu'un fait usage.

Dans une circonstance aussi étrange, il se présente mille hypothèses à l'esprit; quant à lui, il n'en soupçonne qu'une seule. On lui montre une certaine quantité de poison; d'où il conclut que Laffarge meurt empoisonné. Les symptômes de la maladie s'expliquent tout aussi bien, par toute autre cause non criminelle, que par le poison; dans son intime conviction, il ne saurait les attribuer, lui, ainsi circonvenu, qu'à une cause criminelle. Le coupable, il ne reste pas pour le surveiller; il cause avec lui, et puis il le salue. Le poison, il ne le scelle pas, il ne l'emporte pas pour l'analyser; il l'abandonne entre des mains ignorantes ou suspectes; car, avant la preuve du contraire, là où l'on empoisonne, chacun peut être suspect d'empoisonnement; et dans tout cas d'empoisonnement dénoncé et non encore prouvé, chacun des dénonciateurs peut, jusqu'à preuve du contraire, être suspect de calomnie, de faux témoignage et de simulation. Eh! n'est-il pas tel intéressé dans un héritage, qui serait incapable d'empoisonner, et qui pourtant, poussé par un certain ordre de circonstances, n'hésiterait pas après coup de simuler un empoisonnement?

Cela s'est vu plus d'une fois dans les fastes judiciaires; cela peut se représenter une fois au moins de nouveau.

Je le répète, tout cela est admissible, jusqu'à la preuve du contraire;

Rien de tout cela n'a été prévu par l'homme de l'art, sur le témoignage duquel s'est basée la présomption.

Et pourtant, si l'homme de l'art avait procédé autrement, s'il avait établi une enquête sévère, s'il avait opéré une analyse qualitative moins superficielle, s'il se fût considéré enfin déjà comme l'homme de la science et de la justice, ayant mission de peser également les charges de la dénonciation et les moyens de la défense, il est dans l'ordre des choses possibles que les débats auraient pu prendre une tout autre direction dès le principe ; ou bien que les débats n'auraient pas eu lieu, et que la plainte confidentielle, dans cette investigation de famille, eût entièrement perdu de sa gravité.

En un mot cette première présomption en date n'est fondée sur rien, qui porte même les caractères que l'on recherche dans une probabilité quelconque.

JE RÉSUME CE CHAPITRE : le médecin du malade ne soupçonne nullement un empoisonnement dans le cas de la maladie de Laffarge. Un autre médecin est mandé à son insu ; et c'est à lui que l'on confie, sous le sceau du secret, le soupçon d'un empoisonnement, et que l'on montre les substances empoisonnées.

Ce médecin se retire, sans prendre la moindre précaution, pour ainsi dire, légale ; les substances empoisonnées restent à la disposition de tous les hasards capables de les altérer, de les changer, de les dénaturer. Et ce sont les mêmes substances qui vont se représenter sous les yeux de la justice, laquelle avertie après coup des soupçons de la famille, accourt presque au dernier soupir de Laffarge, pour procéder à une perquisition.

M. Bardou rencontre les officiers judiciaires sur sa route ; et c'est alors qu'il apprend, pour la première fois, que la maladie traitée par lui, d'abord comme une angine, puis comme un *volvulus*, n'était autre qu'un cas d'empoisonnement, dont la justice possède déjà une présomption suffisante ! premier désordre dans les formalités de l'instruction.

CHAPITRE II.

Vices de forme de l'expertise légale, sur laquelle s'est fondée
l'inculpation.

Le 18 janvier **MM.** le procureur du roi et le juge d'instruction font une descente au Glandier, pour y recueillir tous les renseignemens et toutes les pièces, qui leur paraîtraient capables de mettre la justice, sur les traces de l'auteur du crime qui leur est dénoncé.

Je n'ai pas à m'occuper ici de la dénonciation; ma mission est bornée à l'analyse des circonstances de la perquisition.

Quelles pièces à l'appui surprend-on, après la mort de Laffarge? les mêmes qu'on avait d'abord soumises à l'inspection du docteur Lespinasse, lorsque Laffarge souffrait encore : les vases renfermant le lait de poule, la mort aux rats, la poudre blanche, etc.

Qui a été dépositaire de ces objets, jusqu'à l'époque de la descente de la justice?

Personne, si ce n'est le dénonciateur, lequel, depuis la première communication faite au docteur Lespinasse, les a abandonnés, dans les tiroirs d'une commode, à tous les hasards qui sont dans le cas de dénaturer, de mêler et de confondre les choses, auxquelles toute main peut toucher.

Plus tard, l'autopsie a lieu dans le but de déposer, entre

les mains de la justice, les divers organes, dans lesquels l'analyse chimique sera chargée de découvrir le corps du délit.

Mais si jamais les règles de la procédure relatives à ces sortes d'opérations ont été violées, c'est certainement dans cette circonstance :

On étiquette un ou deux objets, et on les roule dans un papier non cacheté ; d'autres ne portent ni cachet, ni étiquette (*déposition de M. Lafosse pharmacien, 4 septembre*);

Point de procès-verbal du juge d'instruction, qui ait pour but de faire connaître la nature et l'origine des substances contenues dans chaque vase ! (*discussion du même jour entre la défense et l'accusation*);

Dans l'audience du soir du 5 septembre, M. Vicant, greffier à Brives, a confirmé, de la manière la plus précise, les révélations qui étaient parvenues à la défense, sur l'étrange méthode avec laquelle on avait procédé en cette circonstance.

La descente a lieu le 15 janvier au Glandier : les médecins n'étaient pas là ; il fallut renvoyer au lendemain l'exécution de l'autopsie. Quelle précaution prend-on, pour mettre les substances et le corps de Laffarge, à l'abri, si je puis m'exprimer ainsi, d'un empoisonnement après coup ? (car enfin les simulations d'empoisonnement sont aussi fréquentes, dans la perversité du siècle, que les tentatives réelles de l'empoisonnement); quelle précaution a-t-on prise ?

Aucune ! la famille, qui a dénoncé la présomption du crime, reste dépositaire du corps du délit.

Ce n'est que le lendemain 16 que l'autopsie a lieu : On recueille, dans divers vases, les substances et les organes ; mais on ne cachète, on ne scelle rien. Les étiquettes peuvent se déplacer, s'effacer, se remettre. L'étiquette de la *mort-aux-rats* peut permuter avec celle de la *poudre de gomme*, sans qu'il reste la moindre trace d'une telle confusion.

Et pour transporter, du Glandier à Brives, ces pièces importantes et dont le dépouillement doit avoir pour but d'attester l'existence ou l'absence d'un crime, l'innocence ou la culpabilité de l'inculpé, on place, pêle-mêle, cet arsenal de l'accusation, sur les mannes d'un cheval ; on se repose, du soin de la conservation des objets, sur la vigilance d'un homme que désigne l'adjoint, qu'accompagne un gendarme ; le porteur couche à Vontzac, après avoir déposé le cheval à l'écurie et la manne à la remise ; et il paraît même que pendant la route, le gendarme et le porteur ne tenaient pas trop à marcher tête à tête : la surveillance du gendarme s'exposait, autant que celle du porteur, à se trouver en route, plus d'une fois en défaut.

Le greffier avoue qu'à l'arrivée, les vases ont été trouvés en bon état ; ce qui indique que rien n'avait été brisé, mais non pas que rien n'eût été exposé à une des mille causes, qui peuvent introduire des matières étrangères dans un vase non scellé. Cependant il ajoute qu'*une bande avait été lacérée par le frottement*, etc. Cette circonstance grave n'a pas été prise en considération dans les débats. On n'a cherché, ni à connaître la nature des substances que renfermait le vase, ni jusqu'à quel point cette lacération avait pu mettre à découvert la substance incluse.

Et le 18 on remet, entre les mains des experts, pour procéder à l'analyse chimique, tous ces objets, dont l'identité ne pouvait plus être constatée que par le témoignage d'un porteur de fruits et d'un gendarme. Que dis-je ? on ne s'occupe en aucune manière de prendre le moindre renseignement de ce genre, auprès de ces deux dépositaires des pièces du procès.

Or, j'écarte ici toutes les hypothèses, dans lesquelles la malveillance et la calomnie sont dans le cas de jouer un rôle, même secondaire; je m'abstiendrai d'énumérer les divers moyens par lesquels, après coup, les traces d'un empoisonnement peuvent s'introduire dans les organes d'un cadavre mort de maladie spontanée; je ne veux avoir recours à aucune supposition qui porte les caractères exceptionnels d'un cas extraordinaire, et plus révoltant peut-être encore à imaginer que l'empoisonnement lui-même, (car dans l'acte de l'empoisonnement, on tue; dans l'hypothèse que j'écarte avec le plus grand soin, on tue et l'on flétrit). Non, jamais de mon propre mouvement et sans y être amené par des faits sévèrement constatés, je ne consentirai à aborder une aussi exécrable hypothèse; je ne viens pas invoquer la révision d'une condamnation, en portant une accusation, pour ainsi dire, reconventionnelle; et pourquoi aurai-je recours à l'hypothèse d'une culpabilité nouvelle, là où celle d'une simple méprise, d'une simple maladresse me suffit?

Or sait-on bien ce qu'il aurait fallu, pour empoisonner d'arsenic les substances renfermées dans chacun de ces vases, à l'insu du porteur, et par le seul effet du hasard le plus ordinaire?

Il eût suffi que le vase se débouchât par suite des soubresauts du voyage, et qu'il y tombât le plus petit débris d'un papier peint en vert (couleur qui provient de l'emploi de l'*arséniate* de cuivre ou de l'acétate *arsénieux* de *cuivre*), ou bien un fétu de vieux débris de boiserie peinte en vert. Et quoi de plus commun que de pareils débris dans la paille des mannes destinées au transport des marchandises !

Un centimètre carré d'un pareil papier , un millimètre carré d'une pareille boiserie, sont dans le cas, par l'appareil de Marsh, de couvrir vingt assiettes peut-être de taches arsénicales.

Et d'un hasard de ce genre, l'analyse chimique est hors d'état d'éliminer l'origine !

Et rien ne démontre aux débats qu'un tel hasard n'ait pas pu se réaliser.

En résumé, point de précautions légales pour prévenir le mélange et la confusion des matières ! Point de scellés pour en prévenir l'altération ! Point d'officier judiciaire pour en surveiller la conservation, point d'étiquettes pour en constater l'identité !

Dès lors point d'accusation d'empoisonnement, qui puisse reposer sur une base aussi vicieuse !

CHAPITRE III.

Vices de forme des expertises sur lesquelles s'est basée la prévention,
et puis l'accusation.

L'autopsie est ordonnée ; il n'existe, que je sache, au dossier, aucun procès-verbal d'autopsie ; dans le cours des débats, il n'en a pas même été exhibé la copie !!!

Je m'occuperai, dans la deuxième partie, sous le rapport scientifique, de l'analyse chimique qui a lieu du 18 au 22 janvier. En l'envisageant sous le rapport légal, elle offre si peu de garantie aux vérifications ultérieures; on a pris, pour la conservation, de ce qu'elle réserve au contrôle, et des résultats qu'elle a obtenus, si peu de précautions, que, dans l'audience du 4 septembre, les nouveaux experts, chargés de procéder à la vérification, sont forcés, pour se reconnaître au milieu de ce pêle-mêle de substances non-étiquetées, de s'en rapporter aux indications et aux souvenirs de l'un des experts de l'analyse du 22 janvier. Sans doute, on peut avoir pleine et entière confiance dans la fidélité des souvenirs de l'expert ; mais il est tout aussi bien permis de supposer que, tout en respectant l'intégrité des vases, le hasard ait pu, en huit mois de temps, en altérer, de plus d'une manière, le contenu ; car les vases furent abandonnés, tout ce temps, dans le greffe, sans étiquette, et même dans un local qui ne fermait pas à clé.

Nous n'avons aucune objection à formuler, contre la

manière, dont les experts de Limoges ont opéré, sur toutes ces matières échappées à la première analyse, et mises en réserve pour une plus ample vérification. Leur méthode nous paraît avoir été aussi conforme aux règles de la procédure qu'aux règles de la science ; et ce n'est pas leur faute, s'ils n'ont pu soumettre, à leur analyse, que des matières entièrement dépourvues d'authenticité légale, en tout ce qui n'appartient pas aux matières provenant de l'exhumation ordonnée dans l'audience du 6 septembre. Quant à la valeur juridique de ces sortes d'exhumations, opérées huit mois après la mort, je n'en parlerai que dans la seconde partie ; parce que, pour en parler, il me faudrait aborder la discussion chimique.

Je ferai remarquer seulement encore que nul procès-verbal d'exhumation n'a été rédigé, dans le but de constater, par une enquête et par le dépouillement légal des registres, que le cadavre exhumé était réellement celui de Pouch-Laffarge ; qu'aucune tentative d'exhumation n'avait eu lieu jusque-là, soit dans un but coupable, soit dans un but d'administration locale et d'économie du terrain ; enfin, qu'aucune tentative de forage n'avait laissé des traces à la superficie du terrain.

Désormais, il sera bon que ces diverses indications soient relatées dans les procès-verbaux des exhumations juridiques ; on en concevra plus bas l'indispensable nécessité.

Du reste, les experts de Limoges, suivant l'exemple de la bonne foi et de la prévoyance que leur avaient donné les experts de Brives, ont eu, à leur tour, la louable précaution de laisser en réserve, pour des vérifications ultérieures, une portion intacte des substances, dont ils venaient de soumettre l'autre portion, aux diverses analyses qui ont eu lieu du 4 au 6 septembre.

En résumé : 1° incertitudes sur la nature et l'identité des substances laissées en réserve par l'analyse du 22 janvier;

2° Lacunes dans les formalités juridiques de l'exhumation ordonnée dans l'audience du 6 septembre :

En d'autres termes, *exactitude consciencieuse des chimistes, appliquée, encore cette fois, à des objets non légalement déterminés.*

CHAPITRE IV.

Vices de forme de l'analyse, sur laquelle paraît évidemment avoir été
basée la condamnation.

S'il est, dans ce procès compliqué de tant de doutes et d'incidens contradictoires, un fait généralement admis, c'est certainement celui de l'acquittement, qui ne pouvait manquer d'avoir lieu, à la suite de l'analyse des experts de Limoges. Il devenait en effet impossible de supposer que Laffarge eût été gorgé d'arsenic, quand l'analyse, faite d'après les règles les plus récentes de l'art, et surveillée contradictoirement par tous les experts de l'analyse du 22 janvier, plus par deux experts de Tulle, désintéressés dans la polémique, quand une telle analyse, dis-je, n'avait pas abouti à déceler, dans le cadavre exhumé de Laffarge, la moindre parcelle d'arsenic.

Cependant le ministère public refuse hautement de se rendre à l'évidence qui avait envahi toute la salle. C'était pourtant le ministère public, qui avait sollicité cette nouvelle expertise, de concert avec la défense. Aucune récusation n'avait été exercée en son nom contre ces experts. Leur moralité n'a été mise en doute par personne, et encore moins leur compétence et leur capacité. Ce sont les deux Duboys, père et fils, pharmaciens à Limoges, se plaçant réciproquement sous l'égide de la surveillance paternelle et filiale ; c'est le vénérable Dupuytren, pharmacien également établi à Limoges, là tout près de Pierre-Buffière, ce petit bourg qui s'enorgueillit d'avoir donné le jour à feu son frère, l'illustre chirurgien de la capitale. Ces noms-là et ces souvenirs offrent des garanties, j'espère !

C'est ce qu'a dit sans doute le ministère public, en faisant un appel à leur savoir et à leur intégrité.

Et quand il arrive que la déclaration de tous ces experts, y compris les premiers, ceux de Brives, y compris les experts de Tulle, est contraire à l'accusation, et donne un démenti formel à toute cette longue procédure ; quand les premiers experts viennent, en pleine audience, offrir le gage le plus solennel de leur bonne foi et du désintéressement de leur amour-propre, en convenant qu'ils avaient été jusques-là dans l'erreur... le ministère public récuse en masse leur témoignage ; ils ne sont plus aptes, ils ne sont plus habiles, dès l'instant qu'ils l'ont contredit.

Il demande une nouvelle expertise ; non pas une expertise confiée à ces chimistes de province qui ne savent plus rien trouver, à ces vassaux enfin de la science ; il devient urgent à ses yeux, d'invoquer l'oracle de l'expertise, *le prince de la science ;* de le mander sur les ailes du télégraphe. Car l'accusée a encore un souffle de vie pour attendre ; et, du reste, cette expertise sera la dernière : la parole du maître sera acceptée, dans un sens ou dans un autre, comme l'expression dernière et incontestable de la vérité (1).

---

(1) Il est, dans notre droit pénal, un principe qui ne souffre pas d'exception : c'est que la déclaration du jury est irrévocablement acquise à l'accusé, quand elle l'acquitte. Pourquoi en serait-il autrement de la déclaration d'experts, de onze experts, quand elle est en tout point favorable à l'accusé ? L'expertise n'est-elle

C'est vraiment extraordinaire ! Il me semble en effet que, lorsque, d'un côté, on tient tant à motiver une condamnation, et que, d'un autre côté, on attache une si grande importance à une expertise, c'est certes qu'en son ame et conscience on est convaincu que l'expertise sera favorable à la condamnation ; c'est qu'on préjuge l'expertise. Or, cette prévoyance et cette présomption anticipée sont tout ce que je sache de plus contraire à l'esprit de notre procédure criminelle, qui marche en tout impassible, impartiale, les yeux fermés sur les hommes et invariablement fixés sur les choses.

La cour prend un arrêté, pour mander, de Paris, MM. Orfila, Devergie et Chevallier :

M. Orfila arrive à Tulle, non pas accompagné de MM. Devergie et Chevallier, que la cour avait expressément désignés ; mais de MM. Bussy et Ollivier (d'Angers), que M. Orfila a préférés ou désignés de son chef, sur le refus peut-être de MM. Devergie et Chevallier, ou en leur absence.

La cour de cassation, qui aura devant les yeux les procès-verbaux qui nous manquent, appréciera sans aucun doute l'illégalité de cette constitution d'experts.

Je me contenterai, moi, de faire observer que la déposition de ces trois experts ne saurait être considérée que

---

pas un jury, en ce qui est soumis à ses recherches et à sa conscience ? Comment en finir avec la procédure, si après une pareille déclaration, l'accusation persiste à demander une nouvelle expertise ? Si cette dernière expertise est à son tour favorable à l'accusation, la défense n'aura-t-elle pas le droit d'en exiger une nouvelle ? et où s'arrêteront les débats, si ce droit réciproque persiste à l'infini ?

comme la déposition spéciale et unique de M. Orfila. En effet, en élaguant M. Ollivier (d'Angers) qui, de son propre aveu, est incompétent sur une question de pure chimie, M. Bussy, choisi par M. Orfila, n'a en cette affaire d'autre titre légal que celui d'adjoint de M. Orfila.

J'ajouterai à cette observation, combien la procédure est contraire aux principes de l'égalité devant la loi; combien elle se montre peu favorable aux intérêts de la défense, quand elle fait intervenir, dans une opération, un expert que d'avance elle comble d'éloges, en présence d'experts qu'elle semble par là écraser d'un blâme sévère! un expert tout-puissant dans l'administration, pour l'opposer à de simples pharmaciens de province, qui n'ont d'autre puissance que celle de leur bonne renommée, et d'autre autorité que celle de leur savoir et de leur probité! enfin, disons le mot, un expert qui préside, à Paris, aux nominations et aux destitutions universitaires, en présence d'experts qui peuvent se trouver exposés un jour aux tracasseries de quelque destitution, ou entraînés à solliciter une place.

Je ne me livre ici à aucune personnalité, je pose une hypothèse, et j'en fais application à un cas particulier; je pense que cette mesure est illégale, car la position de tous, à ce point de vue, cesse d'être égale. On a tort, sans doute, en général, de craindre une défaveur, ou d'espérer une faveur, quand on est en face de la loi; je suis même, par devers moi, persuadé que dans l'espèce, rien de semblable n'a eu lieu; mais enfin la supposition est admissible; et les formes de la procédure n'ont été inventées que pour mettre l'accusation et la défense, à l'abri de la réalisation de ces sortes de suppositions.

Si la cour de cassation, à la suite de ces révélations, venait à concevoir la nécessité d'une enquête, j'aurais peut-être à faire quelques révélations assez graves, sur ce qui se passait à Paris, pendant qu'on prenait à Tulle cette mesure. Dans ce moment ces révélations n'ont pas le degré d'authenticité convenable, pour que j'aie droit de les formuler plus explicitement, et d'une manière positive; mais elles me semblent porter les caractères de la vérité.

La défense était en droit de présenter en même temps des conclusions, à l'effet de commettre une contre-expertise, pour surveiller les opérations de cette nouvelle expertise;

Elle ne l'a pas fait, elle a craint, dit-on, de le faire;

Elle a eu tort, avec les meilleures intentions du monde; elle a eu tort. Car il ne manquait pas à Paris, ou dans le voisinage de Tulle, des hommes d'une grande indépendance et d'un mérite supérieur, qui se seraient fait un devoir de se rendre aux assises de la Corrèze, afin de rendre hommage à l'une ou l'autre vérité;

Quand un accusé sollicite une pareille grâce, c'est un malade qui demande une consultation; on accepte sans réclamation tous ceux en qui il a confiance.

Quoi qu'il en soit, M. Orfila arrive assisté de **MM. Bussy et Ollivier**. Nulle interpellation n'a lieu, pour régulariser ce vice de forme, et pour demander de quel droit ces deux derniers experts se présentaient à la cour. La défense n'a vu sans doute que **MM. Chevallier et Devergie** dans la personne de **MM. Bussy et Ollivier d'Angers**; il paraît aussi que la cour ne se sera aperçue de cette substitution de personnes, qu'en rédigeant, après les débats, le procès-verbal (1).

____

(1) Ce qui viendrait à l'appui de notre hypothèse, c'est que tous les journaux de Paris, à la date du 12 septembre, renferment la

Au lieu d'attendre que la cour lui trace la marche de ses opérations, M. Orfila entre aussitôt en matière ; il cherche déjà, avant toute étude, avant toute explication contradictoire, à donner, de son plein gré, une direction personnelle aux investigations chimiques.

Suivons-le dans la série de ses propositions ; il est facile de le voir, elles tendent toutes à un résultat pour ainsi dire prévu d'avance.

L'expert demande (audience du 13 septembre), d'abord de procéder, par une et même opération, à l'analyse de toutes les substances. Ces substances ont été obtenues, les unes avant l'exhumation du 6 septembre, et les autres après ! La logique indiquait que chacune de ces deux catégories exigeait une opération à part : car il était dans l'ordre des choses possibles, que les matières, abandonnées pendant huit mois à toutes les chances du hasard, pussent offrir des traces arsenicales, alors que les substances postérieures à l'exhumation et conservées depuis, avec plus de précaution et de prudence, auraient été pures de cette substance. Dans ce cas le mélange des deux catégories n'aurait eu pour résultat que d'induire en erreur l'appréciation de la justice.

La cour a parfaitement compris la portée d'une telle opération ; elle a ordonné la distinction des opérations, sur deux espèces de *pièces à l'appui* si distinctes entre elles ; et si j'insiste sur ce point, c'est pour faire sentir que l'expert, en dépit de ses bonnes intentions, arrivait aux pieds de la

---

même note communiquée, conçue en ces termes : *MM. Orfila, Chevallier et Devergie sont partis hier pour Tulle, à trois heures de l'après-midi.* En arrivant à Tulle, MM. Bussy et Ollivier durent donc être pris pour MM. Devergie et Chevallier.

cour, avec des idées préconçues et un système tout tracé d'avance. Ces idées préconçues portent malheur dans les recherches scientifiques ; devant la justice, elles portent la mort! Continuons.

Les experts de Brives avaient réservé une portion des matières soumises à leur analyse, dans la prévoyance du cas où les débats signaleraient la nécessité d'un contrôle ;

Les experts de Limoges avaient réservé une portion des restes de l'exhumation, dans la même prévision d'un contrôle ultérieur;

M. Orfila n'admet aucune espèce de contrôle; de sa propre autorité, et sans attendre les observations de M. le président, il déclare que son *analyse dévorera jusqu'aux dernières traces des matières.* Au reste le ministère public ayant implicitement proclamé l'infaillibilité de M. Orfila, qui serait assez osé pour vouloir contrôler ses opérations chimiques! Cet expert a pris un bon parti contre une prétention aussi hardie!

Mais je rencontre, dans ce programme, une dernière condition, qui me paraît si peu rationnelle, et du reste d'une telle bonhomie, que je cherche encore, en fouillant dans les procès-verbaux, à m'expliquer comment pas une seule voix ne s'est élevée, pour en signaler la portée à la justice:

« Nous épuiserons, dit M. Orfila en pleine audience, tous les réactifs, dont se sont servis les experts qui nous ont précédés dans cette enceinte ; *et si, à leur aide, nous ne parvenons pas à découvrir quelque chose, alors nous aurons recours aux réactifs que nous apportons avec nous de la capitale!* »

Il y a là, en chimie, une de ces idées impossibles, qu'on appelle dans le langage ordinaire une naïveté!

Je conçois qu'un expert, ayant à vérifier l'opération d'un autre expert, lequel aurait trouvé de l'arsenic dans une substance, commençât par traiter à son tour la même substance, à l'aide des réactifs qui auraient d'abord signalé l'existence du poison ; et qu'ensuite il eût recours à d'autres réactifs, de la pureté desquels il se serait assuré d'avance, pour chercher à constater, si l'arsenic signalé par les premiers réactifs ne proviendrait pas par hasard des réactifs eux-mêmes.

« Mes réactifs, dirait-il alors, qui portent la même étiquette que les vôtres, et dont j'ai préalablement constaté la pureté, ne révèlent pas l'existence d'un atôme d'arsenic, dans la substance que les vôtres ont déclaré arsenifère. Donc vos réactifs sont impurs et suspects d'avoir introduit le poison, que vous étiez appelés à rechercher. »

Mais proposer à un tribunal d'essayer tous les réactifs déjà employés par les premiers experts ; et dans le cas où les résultats de la nouvelle expertise seraient aussi négatifs que ceux de la précédente, annoncer qu'alors on aurait recours à des réactifs de même étiquette et apportés de Paris ; et dans le cas où ces réactifs étrangers viendraient à démentir les résultats des réactifs indigènes, soutenir que dès lors il serait constant que Laffarge est mort empoisonné ; vraiment, ou je m'y perds, ou je suis persuadé qu'une salle d'audience, composée de jurés compétents, se serait levée en masse, pour faire répéter la phrase, et demander à l'expert qu'il eût à s'expliquer.

Je veux que les hommes du monde saisissent l'étrangeté de cette proposition, tout aussi bien que l'auraient saisie les hommes de l'art :

— La justice soumet, à l'analyse chimique, une substance quelconque, comme suspecte de recéler de l'arsenic :

Il est reconnu en chimie qu'en brûlant une pareille substance par le nitrate de potasse, par exemple, et déposant ensuite le produit de la combustion dans l'appareil de Marsh, on en éliminera l'arsenic, si cette substance en renferme même des traces;

Les experts procèdent d'après cette méthode, avec ce réactif et cet appareil; pas la moindre trace d'arsenic ne se révèle !

Survient une seconde expertise, qui, exactement d'après la même méthode, avec le même appareil, mais seulement avec du nitrate de potasse d'une autre officine, annonce pouvoir obtenir des masses d'arsenic! Qu'on cherche, qu'on médite, qu'on calcule une explication à cet effet, dans le cas où il pourrait se réaliser, et on n'en trouvera pas d'autre, je le jure, si ce n'est que, de toute nécessité, ce résultat ne saurait avoir lieu que dans le cas où le réactif étranger serait impur, et qu'il aurait introduit, dans l'alambic de Marsh, l'arsenic que l'on verrait se sublimer sur la surface de l'assiette.

Je m'arrête, car je crains d'être accusé de puérilité, en m'attachant plus long-temps à analyser cet étrange programme; ce qui me semble plus étrange, c'est que nul, dans l'audience, n'ait signalé, à la justice, la nécessité d'un commentaire et d'une nouvelle construction de phrase. Probablement on ne l'aura pas entendu; et il était trop tard quand on aura pu le lire!!!

Mais à qui appartenait ce programme d'opérations? De qui était-il l'œuvre?

Il paraît qu'il a été improvisé dans la salle; qu'aucune mesure n'avait été prise et concertée en commun entre les experts ; MM. Bussy et Ollivier (d'Angers) ne paraissent pas avoir été consultés d'avance ; on ne s'enquiert pas même si M. Orfila, en émettant ces idées, a parlé en son nom propre ou en nom collectif, s'il vient enfin de traduire le résultat d'une délibération commune, ou une simple opinion personnelle. Les deux experts, assesseurs de M. Orfila, n'opinent pas même du bonnet ; ils suivent le maitre ; et personne ne leur demande : *Etes-vous du même avis que lui ?*

On procède, c'est-à-dire, M. Orfila procède seul, en présence des experts du pays et même de ses deux collègues (1).

En vingt-quatre heures l'expérience est terminée ; une expérience dont le résultat va peut-être river des fers à perpétuité ! et le soir les experts de Paris demandent déjà à être entendus, par l'organe de M. Orfila.

Le moment ne pouvait être plus dramatique ; la foudre grondait ; la grêle faisait voler les vitres en éclats ; la lueur des éclairs venait, au sein des ténèbres de la salle, ajouter ses teintes sulfureuses à la pâleur dont la souffrance et l'humiliation flétrissent depuis huit mois les traits de la pauvre accusée, qui attend là, immobile, les mains jointes et les yeux fixés vers la terre, l'arrêt que l'oracle infaillible va prononcer, au milieu du fracas de l'orage, au milieu du si-

----

(1) Dans l'enquête que la défense m'a chargé de faire à Tulle et à Limoges, j'ai acquis la preuve que M. Ollivier (d'Angers) a eu, pendant toute cette expertise, la louable prudence de ne jamais sortir de ses attributions de médecin ; et que M. Bussy n'a jamais cherché à prendre, à la direction des expériences, une part plus active que celle d'un adjoint et d'un préparateur.

lence de terreur que garde l'assemblée, déjà tant émue par les incidents de ce drame qui approche du dénouement.

Pour ne nuire en rien à l'effet qu'on s'apprête à produire, on invite les experts à ne rien laisser transpirer du résultat de l'expertise ; et l'auditoire attentif cherche en vain à surprendre le secret de leur pensée dans leurs traits impassibles.

Enfin M. Orfila prend la parole ; et au lieu de lire, en son nom et au nom de ses collègues, purement et simplement, le rapport rédigé en commun, il s'attache à frapper les esprits par des préparations oratoires, qui portent déjà le désespoir dans l'ame de tous ceux qui, depuis le rapport des experts de Limoges, s'attendaient à un acquittement.

Il fait observer, d'abord, qu'il n'a cessé un seul instant d'opérer sous les yeux des experts de la province ; que les portes et les fenêtres du local étaient sévèrement gardées par tout autant de sentinelles. On ne saurait donc rejeter les résultats qu'il va faire connaître, ni sur l'adresse furtivement perfide de la malveillance ; ni..... (enfin, il faut bien le dire, puisque l'expert prend tant de soin de le sous-entendre), ni sur un oubli ou une négligence de sa part !!.... Comme si toute la surveillance de dix à douze experts, toute la consigne de dix à douze sentinelles, étaient en état de surprendre le doigt du chimiste, à l'instant, où, après s'être enfariné de quelques parcelles d'arsenic d'essai, il en secouerait la poudre imperceptible au-dessus d'une fiole ou d'un matras.

A la suite de ces lugubres préparations oratoires, l'expert éclate en ces paroles :

Lafarge est mort empoisonné ! Je vais le démontrer.

Tournure de phrase que l'on retrouve, comme stéréotypée, en tête de tous les rapports verbaux d'expertise légale, qu'a improvisés jusqu'ici M. Orfila devant les tribunaux français.

Non, ce n'est pas là de l'expertise chimique; elle vise trop à un effet qui lui est entièrement étranger;

Non, ce n'était pas là de l'expertise légale; car elle préjugeait la question que le jury a seul droit de décider; elle se constituait juge, alors que la justice la consultait en qualité de témoin; elle désertait sa mission et sa compétence; elle tendait moins à convaincre qu'à influencer le jury.

Ce rapport oral était l'œuvre personnelle de M. Orfila; puisque aucune base de rédaction n'avait encore été arrêtée en commun, rédigée en commun et signée par les experts ensemble. Qui ne conçoit tout ce qu'à de dangereux et d'illégal ce mode de procéder en justice? et dans combien de cas l'assentiment du lendemain, au rapport de la veille, est suspect d'avoir été forcé d'abdiquer une partie de son libre arbitre, crainte d'avoir l'air d'un démenti? Tel démenti qu'on aurait donné dans l'intimité, ne peut-il pas se trouver des positions et des situations d'esprit qui empêchent de le donner en public?

En un mot, ce mode de procéder était donc une violation flagrante des premières règles qui forment la base sacrée de notre droit criminel;

On demande à l'expert, d'abord, ce qu'il a vu et observé, puis ce qu'il pense; et c'est à l'accusation seule qu'appartient le droit d'en tirer la conclusion. Malheur, trois fois malheur à la science, quand elle sort du laboratoire, pour usurper le siége du ministère public!

Mais ce rapport oral est cependant un rapport infidèle : car le lendemain le rapport écrit se trouve en contradiction formelle avec lui. Par le rapport oral, on annonce la découverte de masses d'arsenic dans les restes du cadavre de Laffarge on; en a trouvé quatre fois plus dans l'un des procédés que dans l'autre. *Quatre fois plus!* c'est une quantité que l'on pèse et que l'on mesure ; or, une quantité d'arsenic pondérable est certainement un indice suffisant d'un empoisonnement !

Mais, dans le rapport écrit, cette quantité effrayante se réduit, d'après l'expert, à un demi-milligramme; et encore il ne l'estime que par approximation; car, il faut bien le dire, cette quantité est impondérable !!! *Et d'une quantité impondérable, on a conclu l'existence d'un empoisonnement !!!*

Le rapport oral avait produit son effet ; le rapport écrit n'était destiné qu'à la lecture. Dans l'un on parlait aux juges, dans l'autre on ne s'adressait qu'au public. Or, comme on ne relit pas, ce dont on a entendu la lecture, il s'ensuit que le rapport écrit n'était point, de sa nature, destiné à modifier l'impression produite, par le premier rapport d'expert, sur l'esprit du juge.

Le premier rapport verbal plaçait le juge dans la nécessité de punir un crime !!

Le rapport écrit n'indiquait qu'une semi-preuve de délit, et réformait, dans la forme et dans le fond, tout l'énoncé du rapport de la veille.

Et encore, ni l'un ni l'autre ne rendaient avec fidélité les circonstances de l'expertise, et ne traduisaient, d'une manière exacte, la filière des épreuves par lesquelles l'analyse était parvenue à ses fins. Nul des deux ne faisait la moindre mention des objections qu'avait soulevées, dans le sein même de l'expertise, le mode de procéder importé de Paris.

Enfin, enfin, il s'était passé, dans le laboratoire, d'étranges choses, des conversations plus étranges, sur lesquelles je ne saurais appeler une enquête trop prompte, et dont la révélation nous expliquerait peut-être comment il se fait qu'à la suite du rapport de M. Orfila, les experts de Limoges n'ont osé émettre qu'un doute, un simple doute!!! que les journaux ont encore fort mal rendu.

Contre une autorité toute-puissante de la capitale, si habile et si probe que l'on soit, on ne se soucie guère de se heurter en province ;

Contre certains propos injurieux ou menaçants, si indirects qu'ils soient, le courage du savant isolé faiblit, dans la crainte de se trouver sans défense contre des attaques directes ;

Et puis, en présence d'une telle assurance d'assertion, les experts de province ont trop de conscience, pour ne pas se laisser intimider. Au lieu de nier, comme ils s'en reconnaissent le droit, ils doutent ; et l'auditoire frémit.

Quant à la pauvre accusée, elle désespère de son innocence, alors que tout l'abandonne à la fois, et la science, qui la veille encore venait de la réhabiliter ; et la défense, qui, frappée de stupeur par un résultat imprévu et extraordinaire, reste auprès d'elle interdite et sans voix.

Il y a plus encore, et les débats en donnent la preuve :

Ce dénouement écrasant était capable d'arracher, au plus effronté des coupables, un aveu définitif ;

L'accusée a foi dans la vérité, et elle jette un dernier regard sur un rayon d'espérance ;

Elle demande une contre-expertise : car dans sa conscience, elle a la preuve que l'expert qui l'accable s'est trompé ;

Qui lui a refusé ou a fait mine de lui refuser cette

contre-expertise? Pourquoi n'ose-t-elle rien répondre aux interpellations que lui adresse le ministère public, ainsi que M. le président, sur ce point essentiel? Dans la crainte de quel événement, les experts de Paris pressent-ils la cour de leur délivrer leur congé? Pourquoi fuir ainsi, comme à l'approche d'un orage? Que se passe-t-il donc là haut, sur la vigie, d'où l'on regarde si l'on ne voit rien venir?

Les souffrances de la victime que l'on traîne mourante à l'autel du sacrifice, le disent pourtant assez hautement. On remarque bien, en effet, qu'à l'instant où, dans une crise nerveuse, son ame est prête à lui échapper, ses mains défaillantes cherchent encore à se saisir d'une branche qui la sauve.

Mais le sacrifice presse; les pontifes se fatiguent à attendre; le glaive retombe enfin; et quand un nouveau moyen de défense arrive pour se faire entendre, il est trop tard... tout était consommé.

Est-ce bien là la marche naturelle et légale de la procédure criminelle?

La Cour de cassation seule a le droit de répondre à cette question;

L'humanité se tait, confiante en cette réponse qu'elle sollicite.

En résumé : 1° *Idées préconçues de la dernière expertise; résultats prévus et survenant exactement conformes aux prévisions;*

2° *Expertise collective, opérée d'après le programme et sous la direction d'un seul des experts;*

3° *Moyens d'intimidation qui échappent à l'un d'eux, pendant la durée de l'expertise et même après* (1);

______

(1) Voyez ma *lettre au docteur Fabre*, qui est restée sans dé-

4° *Divergences et contradictions qui, du jour au lendemain, se révèlent entre le rapport oral et le rapport écrit;*

5° *Infidélité de rédaction de l'un et de l'autre;*

6° *Déni implicite de justice, qui ne permet pas à l'accusée de formuler des conclusions, à l'effet d'obtenir, de la
justice de la Cour, une dernière ressource, qu'elle attend
du hasard des circonstances, et de la bonté de celui qui
règle la marche du temps.*

J'ai dit là les principales violations des règles de l'expertise, sous le rapport de la procédure criminelle; je passe
aux violations des règles de l'expertise, sous le rapport
des résultats chimiques et de la logique des faits.

---

menti sérieux, et sans réponse catégorique; 24 septembre, 6 et
15 octobre 1840. (*Gazette des hôpitaux*, page 487.)

N. B. Cinq à six jours après la publication de ma lettre, il
s'est glissé furtivement, dans les journaux de la capitale, une
note anonyme relative à *une plainte et à un paquet cacheté.*

Ce n'était là que l'une de ces mille manœuvres, contre lesquelles
la presse périodique a le tort de ne pas se tenir assez en garde.

Cette note ne renfermait pas un mot de vrai.

DEUXIÈME PARTIE.

VICES DE FORME DES DIVERSES EXPERTISES LÉGALES, SOUS LE RAPPORT SPÉCIAL DES PRINCIPES DE LA CHIMIE MÉDICALE ET DE SES APPLICATIONS.

Dans cette deuxième partie, je ne puis qu'adopter les divisions de la première; en sorte que les chapitres de l'une et de l'autre seront corrélatifs.

CHAPITRE PREMIER.

Valeur médicale et chimique des premiers essais d'observation, sur lesquels s'est basée la présomption que Pouch-Laffarge était victime d'un empoisonnement.

Nous ne saurions ici remonter plus haut que les essais qui sont du fait du docteur Lespinasse; car ce sont les seuls qui aient été nettement précisés par un homme de l'art.

Or, nous devons le déclarer en commençant, et sans crainte d'être démenti par aucun médecin et chimiste, le docteur Lespinasse a préjugé la question, sous l'influence des rumeurs de la famille, plutôt qu'il n'a cherché à la résoudre, en épuisant préalablement toutes les ressources de l'art.

Sous le rapport médical, il s'est fondé sur une erreur qui a pu avoir des résultats funestes;

Sous le rapport chimique, il s'est arrêté à une réaction insignifiante, quand il avait sous la main une si grande masse de substances, pour procéder à une analyse complète, dans l'officine d'un pharmacien du pays.

1° *Erreur de diagnostic et par conséquent de traitement.*

Avant tout autre renseignement, avant d'avoir étudié les symptômes de la maladie, au lit du malade, le docteur Lespinasse, sur la foi d'un messager au moins incompétent, s'est préoccupé de l'idée que Laffarge était victime d'un empoisonnement; et il s'est muni aussitôt de contre-poisons anciennement indiqués contre les intoxications arsenicales. Il serait difficile de saisir, dans sa déposition, sur quoi il s'est fondé, pour se confirmer, au lit du malade, sur la valeur du diagnostic qu'il avait adopté d'avance, de la part d'un homme incompétent.

On sent seulement qu'après avoir vu à la hâte Laffarge, il ne lui reste plus le moindre doute; que pour lui le temps presse, et qu'il faut se hâter d'administrer un contre-poison. Or, il est admis en principe aujourd'hui que les empoisonnements par l'arsenic n'offrent aucun symptôme, qui ne puisse également convenir à une maladie spontanée. Les vomissements fréquents, et même exaspérés par les potions douces et anti-phlogistiques, ne sont rien moins qu'un caractère spécial de ces sortes de cas criminels. Une indigestion, une gastrite, une affection quelconque de la portion du canal alimentaire qui s'étend du pylore au duodénum, est dans le cas de produire les vomissements les plus fréquents et les plus acerbes; et le vomissement de matières stercorales, qu'on a remarqué dans le cours de la maladie de Laffarge, indiquait assez l'existence de l'une des nombreuses affections du canal intestinal.

Pourquoi, puisque les adoucissants et les liqueurs fades ne faisaient qu'empirer l'état du malade, n'avoir pas essayé du système contraire, et ordonné immédiatement les toniques, les amers ? J'ai vu si souvent les maladies de ce genre s'enrayer et disparaître comme par enchantement, par l'ingestion de trois ou quatre grains d'aloës ou de camphre, qu'en tout état de cause, la prudence désormais me ferait un devoir de conseiller avant tout, à MM. les médecins, l'application immédiate de ce traitement.

Au lieu de cet essai contradictoire avec le premier traitement, que fait le docteur Lespinasse ? il ordonne et fait prendre successivement au malade, *neuf onces d'oxide de fer ou de carbonate de fer, de colcothar enfin provenant de la décomposition, par le feu, du sulfate de fer du commerce !!!*

Je l'avoue hardiment, il n'en faudrait pas davantage, en certaines occasions, pour tuer neuf malades, surtout si ce colcothar, comme c'est l'ordinaire, renfermait des sulfures et de l'acide sulfureux libre. Imaginez, en effet, un poids de neuf onces d'oxide de fer sur les parois excoriées d'un estomac en proie aux vomissements les plus pénibles ! Imaginez l'action corrosive d'une quantité toujours trop forte, si accessoire qu'elle soit, de sulfures et de gaz encore plus corrosifs, sur un organe qui n'a, pour les neutraliser, que le peu de bases calcaires que renferme une potion gommeuse; et vous jugerez sans peine que l'antidote a bien pu devenir un véritable poison (1).

---

(1) A l'autopsie on a trouvé le tube intestinal encombré de poudre ferrugineuse.

Non pas qu'en ayant recours à l'emploi de ce contre-poison, le docteur Lespinasse mérite un blâme trop sévère; le blâme ne saurait retomber que sur nos livres classiques de médecine légale, qui annoncent tant de choses nouvelles, sans les avoir vérifiées, et qui prescrivent tant d'antidotes, sans en avoir formulé, assez nettement et avec assez de précision, la nature, la forme et la quantité.

D'un autre côté, administré sous cette forme, il était chimiquement impossible que le fer eût la facilité de transformer l'arsenic, supposé ingéré, en arséniate insoluble de fer; ce colcothar est par lui-même trop insoluble, il s'insinue trop lentement à travers les tissus vivants, pour avoir le temps d'atteindre l'arsenic dans les canaux circulatoires, et de l'y neutraliser, avant que ce poison eût pu opérer son œuvre de désorganisation et de mort.

Dans le cas d'un empoisonnement, ce genre d'antidote eût été inutile;

Dans le cas d'une maladie spontanée, par sa quantité et sa qualité, il pouvait devenir un poison mortel;

On ne préjuge pas à la légère l'adoption d'un pareil traitement.

Il faut excuser l'homme qui a eu tort, et ne veut pas en convenir, alors qu'il n'y a plus de remède à la faute;

Mais dans le cas qui nous occupe, il est de mon devoir de signaler cette faute, et je le remplis hardiment.

J'ajouterai en terminant, qu'un tort encore plus grave, c'était de frapper l'esprit du malade, de l'idée qu'il était victime d'un empoisonnement. Qui ne sait que, chez certains malades, et à une certaine période de la maladie, la crainte de la mort suffit seule pour amener la mort?

*2° Insignifiance des essais chimiques, auxquels le docteur
Lespinasse a soumis les substances qu'on lui a indiquées,
comme recélant les traces de l'empoisonnement.*

Le docteur Lespinasse n'a appuyé ses présomptions que
sur un seul essai ; le voici tel qu'il l'a consigné dans sa déposition du 4 septembre : « *Je ramassai avec une plume,
le plus que je pus de la poudre blanche dont on me montra
une traînée sur la commode, et je la jetai sur des charbons
ardents ; aussitôt il se répandit dans la chambre une odeur
sensible d'ail !* » A la rigueur, si réellement le médecin
a perçu une odeur d'ail fortement caractérisée, c'était là
un indice, mais rien de plus ; et il était de son devoir
de ne pas s'arrêter à cette seule réaction, ainsi qu'on le
fait à une expérience décisive ; car 1° rien n'est plus fréquent que de se méprendre sur l'analogie de cette odeur,
surtout quand elle s'associe avec celle de la gomme brû-
lée, et j'ai encore de la peine à concevoir comment il se
peut qu'on démêle l'odeur d'ail, à travers les fumées d'o-
deur de pain brûlé, que répand la gomme sur des charbons incandescents ;

2° En supposant ensuite que l'odeur ait été assez fortement caractérisée, pour qu'on ne soit pas en droit de sus-
pecter l'odorat prévenu du docteur, ce signe à lui seul n'est
rien moins, dans l'état actuel de la science, que le signe
caractéristique de la présence de l'arsenic :

Pour sentir l'ail, une poudre blanche n'a besoin que
de séjourner avec de l'ail ;

La réduction en phosphore du phosphate ammoniacal,
sel si abondant dans les substances organiques, ne s'opère

jamais sur les charbons incandescents, sans répandre une odeur d'ail;

Il est des plantes, autres que l'ail, qui exhalent naturellement l'odeur d'ail, et qui desséchées sont susceptibles d'être réduites en une poudre blanche; entre autres, l'agaric, que l'on désigne sous le nom d'*agaric alliacé*, si fréquent sur les feuilles sèches des bois de chêne, et une variété de truffe comestible, variété nullement rare dans la zone qui comprend le Limousin. L'hydrogène qui se dégage du fer, quand il s'oxide dans l'eau, a une odeur alliacée; l'hydrogène protophosphoré aussi; et qui oserait dire que, dans la nature, la liste des substances alliodores s'arrête à celles que je viens de puiser dans mes souvenirs.

De plus, rien n'est plus facile que de prendre une odeur un peu ferrugineuse pour l'odeur d'ail, quand on a l'esprit préoccupé de l'idée de cette dernière plante. Que l'on coupe une pomme et même tout autre fruit avec un couteau d'acier, et qu'on demande aux convives si le couteau ne sent pas l'ail, je doute qu'on obtienne fréquemment une réponse négative;

En un mot, en chimie légale, cette réaction olfactive à elle seule ne signifie rien, parce qu'elle signifie trop de choses.

Parlerai-je de l'eau panée que madame Laffarge mère présente à M. le docteur Lespinasse, et au fond de laquelle ce médecin remarque une poudre blanche qu'il croit être de l'oxide blanc d'arsenic? Mais ne serait-ce pas aussi de la poudre de gomme, substance si lentement soluble dans l'eau pure, et à plus forte raison si peu soluble dans de l'eau panée? Le médecin, à qui l'on signalait le soupçon d'un pareil crime, avait pourtant, en sa possession et sous

ses yeux, une quantité de matières suffisante pour se li-
vrer à une complète expérimentation, à la suite de laquelle
peut-être l'accusation n'aurait pas eu lieu.

Donc rien ne permet d'admettre, comme un commencement de preuve même, dans les essais du docteur Lespinasse, qu'il ait eu réellement de l'arsenic sous les yeux;
et, en général, on ne fonde pas une dénonciation aussi
grave, sur un système aussi incomplet d'expertise légale.

CHAPITRE II.

Valeur scientifique de l'expertise légale commencée au Glandier et terminée à Brives, sur l'ordonnance de M. le juge d'instruction (1).

Nous avons déjà eu l'occasion de faire remarquer que nous ne rencontrons, dans le cours des débats, aucune

---

(1) Nous transcrivons ici l'extrait de ces rapports que nous avons fait prendre au greffe de Tulle, extrait conforme à celui qu'ont publié les journaux :

Rapport du 22 janvier 1840.

Nous soussignés docteurs en médecine, après avoir prêté serment, avons constaté ce qui suit :

Nous avons pris une partie des diverses matières déposées au greffe du tribunal de Brives, et nous les avons analysées ainsi qu'il suit :

1° Lait de poule. — Nous avons décanté une partie du lait de poule ; nous l'avons traité par l'acide hydro-sulfurique ; nous y avons de plus ajouté quelques gouttes d'acide hydro-chlorique ; il en est résulté un précipité jaune-serin floconneux parfaitement soluble dans l'ammoniaque pure. Nous avons recueilli une partie de la poudre déposée au fond de la tasse contenant le lait de poule ; nous l'avons détachée en l'approchant des charbons ardents ; nous l'avons ensuite introduite, avec un mélange de parties égales de carbonate de potasse et de charbon, dans un tube de verre que nous avons chauffé jusqu'au rouge ; il s'est déposé, à la suite de cette épreuve, des granulations grises, brillantes, que nous attribuons à la présence de l'arsenic métallique. De plus, nous en avons jeté une autre partie sur les mêmes charbons, et il s'est dé-

trace écrite du procès-verbal d'autopsie. Il est possible que la minute en existe au dossier.

---

gagé aussitôt une vapeur blanche d'une odeur alliacée, que nous avons recueillie sur une lame de cuivre décapée. Nous avons versé une goutte de dissolution de deuto-sulfate de cuivre ammoniacal sur cette vapeur blanche déposée sur la plaque, et il s'est formé, dans la goutte liquide, une coloration verte.

2° Nous avons ensuite filtré l'eau panée, et nous l'avons traitée par les mêmes moyens que le résidu du lait de poule, sauf qu'au lieu d'arriver à l'arsenic métallique, nous nous sommes contentés d'obtenir pour résultat de l'acide arsénieux.

3° De l'eau sucrée, traitée de même, nous a donné les mêmes résultats.

4° Nous n'avons rien trouvé dans la bière ni dans le sucre.

5° Dans les matières vomies, nous n'avons pas trouvé d'arsenic, ou du moins il ne s'en est pas présenté à nos réactifs.

6° Quant au liquide contenu dans l'estomac, une partie de ce liquide, décolorée par le charbon cuisinal et filtrée, a été mélangée avec une égale quantité d'eau filtrée dans laquelle nous avions fait bouillir une partie de l'estomac. Ces deux liquides mêlés, introduits dans une cornue, ont été chauffés avec une addition d'acide nitrique et portés à l'ébullition. Il s'est dégagé des vapeurs légèrement colorées.

Nous avons saturé la liqueur avec du carbonate de potasse ; enfin, nous avons ajouté un excès d'acide hydro-sulfurique et quelques gouttes d'acide hydro-chlorique : il s'est formé un précipité floconneux d'un jaune serin, qui a été recueilli sur un filtre, sur lequel nous avons versé parties égales d'eau distillée et d'ammoniaque. La liqueur filtrée de nouveau et chauffée au bain de sable, nous a laissé, par la dessication complète, un résidu jaune, qui a été introduit dans un tube de verre, avec parties égales de charbon et de carbonate de potasse. Ce mélange a été chauffé à une douce chaleur, pour le débarrasser de l'humidité qu'il pouvait contenir ; puis, nous avons effilé le tube, et nous l'avons chauffé au rouge ; mais une explosion a eu lieu, parce que le tube avait

Quoi qu'il en soit, les révélations de l'autopsie, telles qu'elles se trouvent relatées dans les dépositions orales des

---

été fermé hermétiquement par inadvertance, *et nous n'avons pu obtenir de résultat.*

Nous concluons de ces expériences que le lait de poule contenait une grande quantité d'acide arsénieux; que l'eau panée et l'eau sucrée contenaient de l'acide arsénieux; que la bière, le sucre en poudre et l'eau de gomme ne contenaient aucune matière vénéneuse; que les liquides vomis ne contenaient pas d'acide arsénieux, du moins sensible aux réactifs; que les liquides contenus dans l'estomac et ce dernier organe contenaient de l'acide arsénieux; que la mort du sieur Laffarge est le résultat de l'empoisonnement par l'absorption de l'acide arsénieux. Nous avons omis de signaler une flanelle dans laquelle nous avons trouvé de l'acide arsénieux.

Fait et clos à Brives, le 22 janvier 1840.

Signé à la minute :

MASSÉNAT, TOURNADOUR, LESPINAS, BARDOU, médecins ; et LAFOSSE, pharmacien.

Rapport du 31 mars.

Ce rapport porte sur une poudre remise par le docteur Lespinas et qu'on a trouvé être de l'acide arsénieux ; sur une autre poudre remise par le docteur Fleynias et Mlle Emma Pouthier, et qui n'est que de la gomme arabique ; sur un autre paquet de poudre blanche, qui a été reconnue être du bicarbonate de soude ; sur une matière gluante et jaunâtre contenue dans un verre, et dans laquelle on n'a rien trouvé ; enfin sur un paquet qu'on présumait être de la mort aux rats, mais dans lequel on n'a pas trouvé d'arsenic.

Rapport du 3 juin.

Ce rapport porte sur une poudre blanche que le domestique Bardon aurait trouvée dans un chauffe-pied appartenant à madame Laffarge la mère, et dans laquelle on n'a constaté la présence d'aucune matière vénéneuse.

médecins chargés de cette opération, n'indiquent pas plus l'existence d'un empoisonnement que celle d'une maladie spontanée et innocente de crime.

Il n'est pas de médecin qui ne tombe d'accord avec nous sur ce point ; passons à l'examen critique du rapport de chimie légale du 22 janvier 1840.

Je ne saurais me dispenser de faire remarquer, avant de procéder au dépouillement des résultats de cette analyse chimique, combien le choix des experts est peu conforme aux règles suivies dans toute expertise legale :

Lorsque l'expertise légale a pour but une autopsie judiciaire, le juge d'instruction a grand soin de n'appeler que des docteurs-médecins ;

Lorsqu'au contraire l'expertise légale n'a plus d'autre objet que l'analyse chimique des substances recueillies par les médecins dans le cadavre, ou par la justice judiciaire dans le cours de la perquisition, le juge ne s'adresse qu'à des pharmaciens ou des chimistes de profession ; et si, dans ce cas, il leur adjoint des docteurs en médecine, pour prévenir toute confusion dans l'indication des substances, MM. les docteurs ne rentrent alors dans l'expertise qu'en très-faible minorité.

Tout le contraire a été suivi dans l'expertise du 19 janvier : l'expertise était exclusivement limitée à l'analyse chimique des substances transportées du Glandier à Brives. On compte, parmi les experts, quatre docteurs-médecins et un seul pharmacien, M. Lafosse! En sorte, que, sans préjuger ici les connaissances chimiques de MM. les docteurs Massénat, Tournadour, Lespinasse, Bardou, mais en parlant légalement et d'après les règles de la compétence des professions, ce rapport ne saurait être considéré que comme l'œuvre individuelle d'un seul des experts, opérant sous les yeux de tous les autres.

Au fond, et en conséquence, ce rapport est frappé d'irrégularité. Quant à la forme, elle ne rachète en rien cette irrégularité première. On n'y relate aucune des mille précautions à prendre, avant de procéder, à l'effet de constater l'identité et l'état de conservation des vases et étiquettes renfermant les matières à analyser ; et si plus tard on apprend dans quel état de confusion les diverses substances sont arrivées au greffe de Brives, c'est par une révélation survenue inopinément aux débats, et nullement par les indications du procès-verbal de l'expertise.

Ce vice de forme, en chimie, frappe les plus longues expériences de nullité, et on les recommence alors sur de nouvelles bases.

Arrivons à la partie purement chimique. Il s'agissait de s'assurer, par les règles de l'art, si les substances recueillies par la justice renfermaient ou non de l'arsenic :

Pour constater affirmativement ou négativement un pareil fait, la science possède, dans l'arsenal de ses moyens d'investigations, jusqu'à vingt réactifs au moins, qui exigent quelquefois tout autant d'opérations distinctes. Les experts de Brives n'en ont invoqué qu'un ou deux, dans chacune de leurs opérations analytiques ; et les substances cependant ne leur manquaient pas ; l'instruction avait eu soin de les recueillir et de les leur confier en masse.

Les deux réactifs auxquels MM. les experts ont eu uniformément recours, dans chacune de leurs opérations d'expertise chimique, se réduisent à l'emploi :

1° De l'acide hydro-sulfurique ;

2° Du sulfate de cuivre ammoniacal.

Une seule fois, ils ont eu la pensée de procéder par voie de réduction, et de chercher à extraire l'arsenic par la sublimation, à l'état métallique ; mais le tube ayant éclaté par suite d'une de ces inadvertances qui arrivent si fréquemment, quand on débute dans l'étude d'un procédé, ces messieurs se découragent, au lieu de recommencer l'expérience avec plus de précaution.

Or, les résultats obtenus par l'emploi de l'acide hydro-sulfurique, et par le sulfate de cuivre ammoniacal, étant considérés aujourd'hui comme les plus équivoques de ceux qui ont pour but de constater la présence de l'arsenic dans une substance incriminée, il s'ensuit que les résultats affirmatifs que les experts auront pu obtenir, dans cette expertise, de l'emploi de ce procédé, doivent être considérés comme n'ayant aucune valeur chimique, et partant aucune valeur judiciaire.

Non pas que j'aie ici l'intention de déverser le moindre blâme sur MM. les experts ; tout le blâme en reviendrait à la versatilité des principes de médecine légale, tels qu'on les professe, depuis vingt ans, dans la faculté de la capitale, et tels qu'ils sont consignés dans les ouvrages classiques imposés officiellement aux études médicales.

Et d'abord, nous concevons que le chimiste de l'expertise ait attaché une grande importance aux indications fournies par la réaction de l'acide hydro-sulfurique ; car à l'époque du 22 janvier 1840, la médecine légale classique plaçait ce réactif, au nombre de ceux que l'expérience n'avait pas encore contredits.

En voici la preuve :

Dans son *Traité de Médecine légale*, troisième et dernière

édition 1836, tome III, page 161, M. Orfila s'exprime de la sorte :

« Nous devons appeler l'attention des experts sur un
» fait important. Il arrive constamment, en faisant bouillir
» avec l'acide nitrique, une dissolution qui ne contient pas
» d'acide arsénieux, et qui a été préalablement mêlée avec
» l'acide hydro-sulfurique, qu'il se forme un précipité d'un
» blanc jaunâtre, qui est du soufre provenant de l'acide
» hydrosulfurique qui a été décomposé par l'acide nitrique.
» Ce précipité pourrait être pris par des *médecins peu*
» *exercés*, pour le *sulfure d'arsenic*. Mais on évitera l'er-
» reur, *en s'assurant qu'il est insoluble dans l'ammonia-*
» *que*, et surtout qu'il ne fournit pas d'arsenic, lorsqu'après
» l'avoir desséché, on le chauffe avec de la potasse et du
» charbon, dans un petit tube de verre tiré à la lampe. »

Or, c'est là précisement le procédé qu'ont suivi MM. les experts de Brives, procédé au moyen duquel on peut s'assurer, d'après M. Orfila, qu'un précipité jaune est ou n'est pas de l'arsenic.

Plus tard, dans l'affaire de Nicolas Mercier à Dijon, chargé par l'instruction de dire son avis sur la régularité des rapports d'experts commis à l'analyse, M. Orfila, assisté de MM. Devergie et Ollivier d'Angers, déclare (rapport du 26 mars 1839, dont j'ai conservé la copie) que, dans l'une de leurs opérations par l'acide hydro-sulfurique, MM. les experts de Dijon auraient dû attendre un temps suffisant (ils avaient attendu trois heures), pour s'assurer *s'il ne se formerait pas de précipité jaune*, *après plusieurs jours*, (tant cette réaction lui paraissait d'une haute importance et d'une infaillible signification)!

Appelé, à mon tour, à contrôler, devant les assises

de la Côte-d'Or, le rapport des experts de la capitale, je me rappelle avoir blâmé fortement, dans mon rapport écrit et ma déposition orale, la sévérité de ces exigences, et la haute importance que M. Orfila attachait à cette indication.

Plus tard encore (*affaire Rigal*, à Alby, et dans un rapport daté du 11 février 1840, dont je possède également la copie), M. Orfila en son nom et en celui de MM. Devergie et Lesueur, s'exprime en ces termes :

« Ici nous nous demandons, pourquoi, ayant obtenu un » précipité *vert-pomme assez prononcé*, en tout semblable à » celui qu'a donné une dissolution arsenicale préparée » comme liqueur de comparaison, on n'a pas cherché à ré-» duire ce précipité, pour en extraire l'arsenic, dans la » supposition, où il aurait été arsenical; *Pourquoi* SUR-» TOUT *une portion de la liqueur d'ébullition n'a pas été* » *traitée par l'acide hydro-sulfurique.* »

On voit ici que le mot *surtout*, qui, dans l'ouvrage de M. Orfila, s'appliquait à la réduction du métal, a été transposé sur la réaction de l'acide hydro-sulfurique. L'importance de cette réaction lui paraissait, le 11 février 1840, supérieure à celle même de la réduction du métal ;

Et il s'agissait en cette circonstance d'un vrai tour de force en chimie ; il s'agissait d'analyser une simple petite tache trouvée sur les draps de lit de la défunte Thérèse Rigal!!!

Il est juste pourtant de le faire observer; à cette époque, M. Orfila n'était pas le seul à professer une aussi ferme confiance dans les indications de cette réaction ; cette confiance, qu'il avait transcrite littéralement de tous les livres

4.

de toxicologie, était partagée par les professeurs des autres
facultés de France et de l'étranger :

Nous avons sous les yeux une copie du rapport, que
MM. Caillot professeur à la faculté de médecine de Strasbourg, Persoz directeur de l'école de pharmacie et professeur à la faculté des sciences de cette ville, et Auguste
Nestler professeur à l'école de pharmacie, ont rédigé, à la
requête du juge d'instruction, dans l'affaire de la demoiselle
Marie-Anne Boeglin, accusée d'avoir empoisonné son père
et ses deux frères ;

Dans ce rapport, dis-je, les experts avaient plusieurs
fois eu recours à ce procédé, et en avaient inscrit les indications au nombre des preuves de l'empoisonnement ;

A la requête de Mᵉ Leichthenberg avocat de cette demoiselle, et par l'intermédiaire de M. Martin (de Strasbourg)
député, qui avait obtenu la cassation de l'arrêt, nous
fûmes chargés de vérifier les rapports d'experts et d'en dire
notre avis. Les jurés de Strasbourg ne partagèrent pas la
confiance que les jurés de Colmar avaient prêtée aux conclusions de la première expertise ; et la demoiselle Boeglin,
condamnée à mort par la cour d'assises de Colmar, fut ac-
quittée par la cour d'assises de Strasbourg.

Les experts de Strasbourg n'abandonnèrent pas pour
cela la défense de leurs opérations chimiques ; et nous lisons,
dans les comptes rendus de l'Académie des Sciences de
Paris, du premier trimestre de 1840, une note adressée
par l'un d'eux, M. Persoz, à cette académie, note dans laquelle ce chimiste soutient l'infaillibilité des indications
fournies par l'acide hydro-sulfurique.

Ainsi la confiance de MM. les experts de Brives, dans
les indications de ce réactif, n'avait rien d'hétérodoxe, à

l'époque du 22 janvier 1840. Car il y a à peine deux mois aujourd'hui 24 septembre, que la science classique s'est rangée de notre avis, et qu'il est convenu que certaines matières animales, sont dans le cas de fournir, par l'acide hydro-sulfurique, un précipité jaune qui se comporte, en tout point, comme le sulfure d'arsenic.

M. Orfila lui-même en convient dans la lettre qu'il adresse à cet égard à Me Paillet, lettre que le défenseur a lue à l'audience du 4 septembre, et que tous les journaux ont rapportée textuellement. Là M. Orfila déclare que la réaction par l'acide hydro-sulfurique, tant préconisée par lui, *dans ses ouvrages* et ses rapports, n'est plus une réaction admissible, mais une réaction des plus équivoques, une de ces réactions que nous lui avions conseillé, en novembre 1839, à Dijon, de rejeter au rebut.

Il est vrai qu'un mois plus tard, M. Orfila semble adopter une opinion contraire, et reprendre sa première confiance en ce réactif; mais ce n'est ici qu'un de ces revirements d'analyse, qui proviennent subitement d'un revirement de position. Dans la lettre du 20 aout 1840, M. Orfila était consulté, par la défense, sur un rapport invoqué par l'accusation; dans sa déposition du 13 septembre, il était consulté, par l'accusation, sur un rapport invoqué par la défense; et l'emploi de l'acide hydro-sulfurique, considéré le 20 aout comme ne pouvant donner que des résultats équivoques, semble reprendre le 13 septembre une partie de sa première autorité. Nous reviendrons plus spécialement sur ce point, en nous occupant du rapport de M. Orfila;

Nous avons suffisamment établi ici que, dans la critique

que nous faisons du travail de MM. les experts de Brives,
le blâme ne saurait retomber sur eux.

Mais il n'en est pas moins constant à nos yeux que, dans
toute leur expertise, il n'est pas une seule réaction qui per-
mette aujourd'hui d'assurer devant la loi, comme un fait
irrécusablement acquis aux débats, qu'aucune des substances qui ont été soumises à leur examen, ait réellement
renfermé des traces d'arsenic à cette époque.

Car, ils ont obtenu 1° par l'emploi de l'acide hydro-sulfurique, sur certains liquides de l'expertise, un précipité jaune
floconneux, soluble dans l'ammoniaque ; d'où ils ont conclu
qu'ils obtenaient un sulfure d'arsenic. Or le sulfure d'arsenic obtenu par ce procédé, est, au contraire, très peu floconneux, mais plutôt sablonneux. Ensuite nous connaissons
aujourd'hui des substances organiques pures d'arsenic,
dans la solution desquelles, l'acide hydro-sulfurique détermine un précipité jaune, plus ou moins *floconneux* et *soluble
dans l'ammoniaque*. D'un autre côté, ainsi que l'a démontré H. Capitaine, l'antimoine se comporte, avec l'hydrogène
sulfuré, exactement comme l'acide arsénieux (*Journal de
pharmacie*, août 1839, pag. 516).

2° Par l'emploi du sulfate de cuivre ammoniacal, ils n'ont
obtenu aucun précipité, dans le liquide d'où l'acide hydro-
sulfurique avait précipité des flocons jaunes. Cependant si
ce liquide avait renfermé de l'arsenic, par l'emploi du sulfate de cuivre ammoniacal, on aurait obtenu un précipité vert. Ces deux réactions étaient donc contradictoires ;
l'une pouvait être à leurs yeux affirmative, mais l'autre
était réellement négative.

Ils ont eu recours, pour le deuto-sulfate de cuivre ammoniacal, à un autre mode de procéder. Ils ont recueilli,

sur une lame de cuivre décapée, les vapeurs blanches qui se dégageaient de la combustion d'une substance projetée sur des charbons ardents. Une goutte de deuto-sulfate de cuivre ammoniacal, déposée sur cette poudre ainsi recueillie, il s'est formé, disent-ils, dans la goutte une coloration verte. Or il n'est plus un livre actuel de médecine légale, qui ne place cette réaction, au rang des plus équivoques. Quelle est la substance projetée sur des charbons ardents, qui ne soit en état de recouvrir une lame métallique, d'une certaine quantité de poudre blanche? cette poudre blanche n'est le plus souvent que de la cendre que la vapeur aqueuse soulève du charbon. Ensuite le sulfate de cuivre ammoniacal déposé seul, sur une lame de cuivre décapée, se colore presque toujours en vert, à cause de l'affinité de l'ammoniaque pour le cuivre. L'indication serait encore plus équivoque, si au lieu du cuivre rouge (ce qu'ils ne spécifient pas), les experts s'étaient servis de cuivre jaune (ou laiton); car alors, le vert observé ne résulterait plus que de la combinaison optique de la couleur jaune de la plaque, avec la couleur bleue du réactif.

L'odeur alliacée, qu'ils disent avoir perçue, nous en avons, plus haut, fait connaître la valeur, comme réactif (page 41).

Enfin les experts de Brives ont eu deux fois recours à l'essai de réduction, d'après la méthode de Valentin Rose. Dans une première expérience, ayant pour but l'analyse du lait de poule, l'essai paraît s'être achevé sans contretemps; mais dans l'analyse la plus sérieuse de toutes, celle du liquide de l'estomac, le tube ayant cassé, ils n'ont pas cru devoir en souffler un autre. Nous ne concevons cette négligence que comme un grave tort.

Quant à l'essai, par ce procédé, de la substance du lait de poule, rien ne nous indique positivement, qu'ils aient obtenu de l'arsenic métallique; car si l'on brûle de la même manière, avec le charbon et la potasse caustique, certaines substances organiques phosphatées, on obtient très-souvent des gouttelettes grises, qui jouent admirablement le miroitement et l'aspect métallique de l'arsenic.

Ainsi, les chimistes experts de Brives n'ont eu recours, dans leurs analyses, qu'à des réactions fort équivoques et très-peu nombreuses; et encore sur la partie la plus essentielle de leur opération, celle seule sur laquelle ou aurait pu plus tard asseoir la présomption d'un empoisonnement, je veux dire, l'analyse des matières vomies et du liquide de l'estomac et de la flanelle qui avait servi aux frictions, ils n'ont invoqué que le témoignage d'un seul réactif; et c'est celui dont les indications affirmatives sont annulées par la science actuelle, et qui n'est plus cru que dans ses dénégations; je veux parler *du précipité jaune-serin obtenu par l'acide hydro-sulfurique.*

Une seule et équivoque réaction sur un point d'où devait dépendre la liberté et la vie d'un accusé!!! Quand en chimie pure, après six mois de recherches, et l'emploi de vingt réactifs et d'un foule d'opérations délicates, on expose encore une découverte avec une certaine timidité, et qu'on la soumet à la vérification des savants, avec réserve et sous les formes du doute!

Que désormais la leçon serve à l'expertise judiciaire! qu'elle n'aborde plus un tel sujet, si ce n'est en s'entourant de précautions solennelles! et qu'elle n'émette son opinion définitive, qu'après avoir épuisé toutes les ressources de la science et de l'art!!!

Nous ne nous arrêterons pas plus longuement à ces considérations critiques : car ce rapport, qui a servi de base à la prévention et à l'accusation, a été presque unanimement abandonné huit mois plus tard, dans sa partie essentielle, par les experts eux-mêmes de Brives, sur le rapport des experts de Limoges, que nous allons examiner.

En résumé : s'il est permis de douter que MM. les experts de Brives ayent bien opéré, en recherchant l'arsenic dans le lait de poule, dans l'eau panée, dans l'eau sucrée, il ne doit pas rester le moindre doute, aux yeux des chimistes, que l'analyse, par laquelle ils ont cru devoir signaler l'existence de l'arsenic, dans l'estomac et dans la flanelle, est frappée d'une complète nullité : qu'ils ont donc eu tort, sur des essais aussi incomplets, de conclure que Charles Joseph Pouch-Laffarge était mort empoisonné par l'arsenic.

CHAPITRE III.

Valeur chimique des contre-expertises ordonnées par la Cour d'assises de la Corrèze.

Dès les premières audiences, la Cour d'assises de la Corrèze comprit parfaitement combien il devenait urgent de régulariser, sous le rapport de l'expertise légale, la procédure instruite à Brives. Elle invoqua à ce sujet les lumières et la longue expérience de trois chimistes pharmaciens à Limoges.

Dans une première opération, ces chimistes procédèrent seuls; il s'agissait de contrôler, par de nouvelles expériences, le rapport des experts de Brives présents aux débats;

Dans une autre catégorie d'opérations, ils ont opéré, assistés non-seulement des cinq experts de Brives, mais encore de deux nouveaux experts de Tulle, que la Cour, dans son impartialité, et eu égard à la gravité des circonstances, crut devoir leur adjoindre. Là il s'agissait de l'exhumation du cadavre de Pouch-Laffarge, et de l'analyse des débris échappés à la pourriture des tombeaux.

Dans l'expertise chimique de Brives, on ne remarque qu'un seul chimiste;

La première contre-expertise chimique de Tulle se compose de trois chimistes;

Dans la seconde contre-expertise on compte cinq chimistes et cinq médecins;

Toutes les régles concernant la majorité pour un vote

quelconque, avaient donc été observées religieusement par
la Cour.

§ Ier.—*Première contre-expertise du 5 septembre, destinée
à contrôler, sur les résidus de substances, les expertises
qui avaient été exécutées à Brives, du 18 au 22 janvier et mois suivants.*

Dans cette première contre-expertise, MM. Dubois père
et fils et Dupuytren, pharmaciens à Limoges, ont cru analyser :

1° *Les restes des matières vomies*, dont une portion avait
été anéantie par l'analyse de MM. les experts de Brives;

2° *Les restes du liquide contenu* dans l'estomac ;

3° *Des matières organiques desséchées* à l'état de pellicule,
et dont l'identité n'a dû être constatée que par les souvenirs des premiers experts, présents à l'audience et appelés, pour assister aux opérations de MM. Dubois père et
fils et Dupuytren.

Le résultat de l'analyse de ces trois chimistes est que pas
une seule de ces trois catégories de substances, dans lesquelles les experts de Brives avaient cru entrevoir la présence de l'acide arsénieux, NE LEUR A OFFERT LA MOINDRE
TRACE ARSENICALE.

Or, examinons, une à une, les garanties de vérité que peut
présenter cette expertise chimique :

1° La moralité des trois chimistes de Limoges, pas plus
que celle des experts de Brives, n'a été contestée ni par la
défense, ni par l'accusation. Que dis-je ? c'est l'accusation
elle-même qui les a désignés nominativement, et les uns

et les autres, les uns à l'instruction judiciaire, les autres
à la nomination de la Cour ;

2° Leur capacité est établie sur la bonne renommée de
leur officine à Limoges ; et, si j'étais appelé à donner mon
avis à ce sujet, je n'hésiterais pas à déclarer, que, sur le
point de science qui nous occupe, j'en connais peu de plus capables à Paris ; car j'ai eu le temps de les entendre raison-
ner cette question ;

3° Les procédés qu'ils ont employés sont les plus sensibles de ceux que la science a enregistrés, et ceux dont elle
recommande presque exclusivement l'emploi depuis quelques années. Les experts de Brives en avaient à peine invoqué un seul, et ce n'était pas le moins équivoque ; les
experts de Limoges ont recours à quatre au moins des
mieux accrédités. Au nombre de leurs moyens d'investigation, l'appareil de Marsh occupe la première place ; cet
appareil proclamé capable de déceler, dans une substance,
un cinq-cent millième d'arsenic, et regardé comme étant
appelé à faire découvrir les traces les plus fugitives du crime,
jusque dans ses derniers retranchements.

Quatre réactions des plus sensibles et des moins équivoques, constatent l'absence de traces même d'arsenic, dans
les matières vomies et dans le liquide de l'estomac de
Laffarge !

Une seule réaction, et des plus équivoques encore, avait,
dans les premiers moments de l'instruction, fourni le soupçon
de l'existence d'une substance arsenicale dans les mêmes
matières !

Il est évident en chimie que les quatre réactions obtenues
en dernier lieu réfutent victorieusement la première.

Et ces quatre réactions ont été obtenues par trois chimistes, en présence des premiers experts, sous leurs yeux!

Et la première réaction, légalement parlant, ne saurait être considérée que comme l'œuvre d'un seul chimiste!!!

Et encore ce chimiste a été appelé à surveiller, de tous ses moyens, l'opération qui vient de réfuter son œuvre!!

Aux yeux d'un savant, toute la première expertise croule par ce seul fait; et dès ce moment l'accusation elle-même manque de base; c'était dès lors une accusation injuste; car elle ne s'appuyait jusque-là que sur une opération suspecte d'erreur.

Je vais tâcher de rendre ma pensée accessible aux personnes peu familiarisées avec la synthèse de la chimie:

La science qui a pour objet l'analyse qualitative des substances, a recours à ce qu'on appelle des réactions, c'est-à-dire à des modifications appréciables à la vue ou à l'odorat, que l'addition d'un liquide apporte dans un autre liquide ou sur la surface d'un solide. La modification nouvelle indique, à tel ou tel caractère, la présence ou l'absence de tel ou tel produit.

L'expertise légale n'a presque jamais recours qu'à cette méthode analytique; elle précipite, elle colore, ou elle sublime; elle combine ou elle décompose; et elle se garde bien de tirer une conclusion affirmative, avant d'avoir reproduit, comparé, discuté un assez grand nombre de faits semblables.

Nous comptons jusqu'à vingt réactions de ce genre, qui servent à rechercher de l'arsenic dans une substance.

Il me serait facile de démontrer que chacune de ces réactions, prise en particulier, peut caractériser une toute autre substance que l'arsenic, tout aussi bien que l'arsenic lui-même. (Voy. le *Compendium* final.)

Une seule réaction affirmative ne saurait donc être invoquée, en preuve irrévocable de la présence de l'arsenic;

Ce qui signifie deux choses différentes, ne saurait en établir une plutôt que l'autre.

Mais une seule réaction négative pourrait au besoin suffire, pour admettre l'absence de l'arsenic dans la substance incriminée. Car cette réaction négative signifie nécessairement l'absence des deux substances homologues, et partant l'absence de l'arsenic :

Pour donner à cette distinction un caractère plus rigoureux, ayons recours un instant aux formes typographiques de l'algèbre :

La réaction B $=$ A (arsenic),

La réaction B $=$ C (antimoine),

Donc il n'est pas plus possible d'éliminer A que C, de l'emploi de B seul.

Mais si la réaction B est négative, qu'elle n'ait pas lieu, qu'elle n'offre aucun de ses caractères classiques, il est évident que, sous ce signe négatif, l'arsenic n'existe pas plus que l'antimoine;

$- B = - A - C,$

B zéro $=$ zéro,

Et ainsi de suite de chacune des autres réactions caractéristiques de l'arsenic;

En conséquence une seule réaction négative, parmi celles que la science considère comme les plus infaillibles, suffirait pour prononcer qu'il n'existe pas d'arsenic dans une substance; tandis que quatre réactions affirmatives ne suffiraient pas encore, aux yeux des chimistes exercés à la rigueur de l'analyse, pour en conclure la présence de l'arsenic;

Car ces quatre réactions étant dans le cas de signifier, chacune à chacune, quatre substances différentes de l'arsenic, il est possible que ces quatre substances coexistent à la fois dans le liquide d'essai, et y jouent, sous ce rapport, le rôle trompeur d'une substance arsenicale.

Eh bien, tout est négatif dans l'analyse de **MM.** les experts de Limoges;

Donc la bien faible affirmation de **MM.** les experts de Brives est annulée de plein droit, en chimie.

La négative a pour elle l'assentiment de trois chimistes;

L'affirmative n'a pour elle que l'autorité d'un seul;

Donc l'affirmative est annulée de plein droit, en jurisprudence, et d'après les règles admises pour la combinaison et l'évaluation des témoignages.

Allons plus loin, et descendons ici un instant dans les derniers détails, pour bien fixer la signification de la réaction la plus sensible de toutes celles que l'on peut aujourd'hui invoquer, dans la recherche de l'arsenic : je veux parler de l'*appareil de Marsh*.

Une simple fiole, à laquelle on adapte, au moyen d'un bouchon-foré, un tube de verre coudé, et effilé, à son extrémité libre, en une mince ouverture; voilà tout l'appareil, dans sa construction généralement adoptée.

Des lames de zinc, et de l'acide sulfurique déposé dans une certaine quantité d'eau pure qui occupe le fond du vase, à laquelle on ajoute par précaution quelques gouttes d'acide hydrochlorique, pour maintenir la solubilité des substances que l'acide sulfurique serait dans le cas de précipiter à l'état insoluble; tel est le simple réactif, qui est capable de déceler, dans le liquide d'essai qu'on verse dans la fiole, jusqu'aux traces les plus fugitives d'une substance arsenicale :

Il suffit pour cela d'approcher une allumette enflammée de l'ouverture du tube de verre, d'où sort l'hydrogène dégagé de l'eau par la réaction réciproque du zinc et de l'acide sulfurique; si le liquide d'essai qu'on y a versé renferme des traces arsenicales solubles, l'hydrogène s'en imprègne en le traversant; il se forme de l'hydrogène arséniqué, qui vient se décomposer à la flamme de l'extrémité du tube; et alors, si l'on approche de la flamme une surface de porcelaine, l'arsenic s'y sublime, s'y dépose, s'y étale en tout autant de taches caractéristiques, que l'on multiplie les divers contacts; et cela jusqu'à ce qu'il ne reste plus de traces d'arsenic dans le liquide (1).

---

(1) James Marsh a publié la description de son appareil dans le n° d'octobre 1836 de l'*Edinburg New-philosophical Journal.* Ce travail a été traduit en Allemagne dans les *Annalen der Pharmacie*, vol. XXIII, *cah.* 2, *pag.* 207; et puis en France, d'après ce dernier journal, dans le *Journal de Pharmacie*, novembre 1837, pag. 353.

F. Mohr et Just Liebig ont accompagné de notes et de leurs résultats spéciaux, la traduction qu'ils ont donnée du travail de Marsh dans les *Annalen.*

Thomson a beaucoup étudié l'analogie embarrassante des réactions que fournissent l'hydrogène antimonié et l'hydrogène arséniqué (*London Philosophical Journal*, mai 1837. *Journal de Pharmacie*, mars 1838, p. 119.)

Enfin, en 1839 (*Journal de Pharmacie*, août, p. 516) H. Capitaine a fait une étude spéciale de ce même sujet. Et, après toutes ces recherches, ce point de la science analytique présente encore d'inextricables difficultés et une infinité de cas imprévus.

James Marsh n'employait d'abord qu'un tube de pipe vertical;

Les experts de Brives ignoraient l'usage de cet appareil; ils n'y ont jamais eu recours.

Les experts de Limoges avaient appris depuis long-temps à s'en servir; ils savaient le manier, avec autant de dextérité que la science le comporte; ils s'y étaient exercés de longue main; ils l'ont fait jouer, dans leur expertise, sous les yeux de MM. les experts de Brives, appelés à contrôler leurs résultats.

L'appareil fonctionne; on y introduit les substances dont on a obtenu préalablement la dissolution. L'hydrogène se dégage, on l'allume, on promène sur la flamme la surface destinée à condenser l'arsenic. Point d'arsenic! pas la moindre trace de réaction arsenicale!

Le liquide d'essai ne renfermait donc pas d'arsenic, au moins en quantité telle qu'il pût provenir d'un empoison-

---

et je pense encore que cette substance serait la plus convenable, si l'on avait des tubes de ce genre coudés. Ils cassent moins, et ils ne sont pas exposés à fondre et à boucher leur ouverture, comme les tubes de verre.

On observe presque toujours, lorsque l'appareil fonctionne, que la vapeur d'eau, imprégnée d'acide, monte en bulles dans le tube de verre, où elle se condense, puis vient cracher à la flamme et l'éteindre par fois. Pour obvier à cet inconvénient, au lieu d'un simple tube, je me sers d'une *pipette-chalumeau*, dans la boule de laquelle l'humidité se dépose et se condense, avant d'arriver à la flamme. En introduisant un peu de chlorure de chaux dans la boule, on obtiendrait un gaz hydrogène sec et de la plus grande pureté.

Dans le principe, Marsh recevait la flamme d'hydrogène sur une lame de verre, afin de pouvoir apercevoir, par transparence, la formation des taches.

Herapath (*Magaz. of popular scienc., déc.* 1836) proposa de

nement, ou même de l'injection d'un médicament arsenical.

Or, le liquide d'essai était, en substance, précisément le même que celui, sur lequel MM. les experts de Brives, présents à cette contre-expertise, avaient opéré, dans leur première expertise ;

Donc les experts de Brives avaient été induits en erreur, par la réaction équivoque, sur laquelle seule ils avaient assis leur opinion préventive.

En effet, une réaction capable de déceler les traces les plus fugitives de l'arsenic, si elle fournit des résultats affirmatifs, a besoin d'être discutée, pour qu'on sache si l'arsenic éliminé provient d'un empoisonnement, plutôt que d'un médicament, que de l'aspiration de cette substance, que des

---

substituer au verre, une feuille de mica, substance tout aussi transparente, mais plus réfractaire que le verre.

Ce furent Liebig et Mohr qui remplacèrent l'un et l'autre par la porcelaine ou des tessons de brique vernie. On s'est arrêté à la porcelaine ; et l'on a raison. Le vernis de la brique, s'il est obtenu à l'aide de l'oxide de plomb, serait dans le cas de s'incorporer à la tache et d'en dénaturer les réactions.

Mais, tous firent observer, avec quelle réserve, l'expert devait procéder, en justice, lorsqu'il s'agit de tirer une conséquence des indications d'un appareil aussi sensible, et qui exige que les produits passent par tant d'opérations diverses et tant de réactifs, tous suspects d'impureté, avant de donner quelques taches, qui ne sont pas susceptibles même d'être évaluées, ni en poids, ni en volume.

La balance de la justice, pas plus que celle de la chimie, ne pèse point les infinitésimaux :

L'infiniment petit ne saurait être évalué que par l'infiniment Grand ; et l'infiniment Grand a fait taire ses oracles sur la terre, qu'il a livrée aux disputations des mortels.

réactifs et vases employés, plutôt enfin que de la maladresse ou de la malveillance du manipulateur lui-même.

Mais quand tous ses résultats, longuement interrogés, sont négatifs, que l'appareil, après avoir longuement fonctionné, ne fournit aucun indice d'une substance arsenicale, il est évident que la substance ne renfermait pas d'arsenic, d'une manière appréciable et caractéristique d'un empoisonnement par l'arsenic.

Tout était donc décidé, en sens contraire de l'accusation, par cette contre-expertise ; et l'analyse eût-elle signalé la présence de l'arsenic dans l'eau panée, dans le sucre, dans l'eau sucrée, dans la gomme que la perquisition avait recueillie, il n'était plus possible d'admettre que Laffarge eût été empoisonné par l'arsenic ; car, pour prononcer qu'un homme est mort empoisonné, c'est dans le corps lui-même, et non autour du corps, qu'il s'agit de constater chimiquement la présence du poison.

Dans toute autre circonstance, l'accusation se serait peut-être retournée, comme de pile à face ; et au lieu de soupçonner un empoisonnement, aurait-elle cherché à poursuivre la simulation calomnieuse et homicide d'un cas chimérique d'empoisonnement ;

Une discussion publique s'engage. D'un côté, le docteur Lespinasse qui est le point de départ de la dénonciation, et le ministère public, tiennent à établir que l'accusation n'a pas procédé à la légère, disent-ils. Tout ce qui se passe pourtant aux débats, sous le rapport chimique, est une preuve suffisante que l'expertise de la prévention n'a pas procédé autrement ; et si la nouvelle expertise venait à démontrer enfin ce qui est en question, il est certain que l'accusation ne daterait que de cette dernière expertise, et que pendant huit mois, l'accusation la plus grave, la plus solennelle, la plus retentissante, et je dirai même la plus impitoyable de toutes les accusations inscrites dans les fastes judiciaires, n'aurait eu, pour base, qu'une opération analytique sans valeur.

Qu'on se garde bien de voir, dans mes paroles, aucune inculpation personnelle, ni la moindre incrimination des intentions de l'expertise ou de la magistrature ; je n'ai mission ici que d'examiner et de juger les faits ; et si j'avais mission de juger les personnes, je les plaindrais encore plus que je ne les accuserais, d'une erreur que je déplore.

Quoi qu'il en soit, sur les réquisitions du ministère public, l'exhumation du corps de Laffarge est ordonnée, dans le but d'en soumettre les organes, aux nouveaux procédés, dont la science est en possession aujourd'hui.

§ 2. — *Valeur judiciaire et chimique de l'opération de l'exhumation, et de l'analyse chimique des organes que n'avait point encore dévorés la décomposition cadavérique.*

1° *Valeur judiciaire des résultats affirmatifs qu'est dans le cas de donner une exhumation aussi tardive.* — On conçoit que l'on recueille, par l'autopsie, et vingt-quatre heures après la mort, les organes de la victime, qui peuvent être dépositaires des traces présumées d'un empoisonnement. A cette époque, tout est encore intact ; et s'il existait la moindre tentative de simulation d'empoisonnement, l'autopsie ne manquerait pas d'en surprendre les traces, pour ainsi dire, sur le frais. Mais après huit mois d'inhumation, les résultats affirmatifs d'un empoisonnement sont loin d'offrir la même valeur judiciaire.

En effet, il est plus d'une circonstance facile à réaliser et encore plus facile à concevoir, qui peut introduire, après coup, surtout pendant la longue durée de ce laps de temps, une certaine quantité de substances arsenicales, dans le cadavre d'un individu mort d'une maladie spontanée :

J'ai dit ailleurs : *Donnez-moi un foret d'un mètre : et, en deux heures de temps, je me charge de faire parvenir en masse l'arsenic, dans tous les cercueils d'un cimetière.* Ce dont j'ai conçu la possibilité, la malveillance peut en avoir l'idée ; et il ne faut jamais le perdre de vue : si les empoisonnements sont fréquents dans ce siècle, les simulations calomnieuses d'empoisonnement ne le sont pas moins;

D'un autre côté, il peut exister, dans la terre d'un cimetière, des quantités appréciables de combinaisons arsenicales, que les infiltrations pluviales sont dans le cas de distiller, goutte à goutte, et jour par jour, dans les divers tissus que la mort désorganise ;

Une parcelle de papier peint en vert, un débris de boiserie, importés, par le fumier, dans la terre végétale, suffirait au besoin, pour imprégner un cadavre d'arsenic, des pieds à la tête.

Comment, au bout de huit mois, arriver à faire la part de toutes ces circonstances, à retrouver l'origine d'un résultat de ce genre, et à suivre, de proche en proche, la filière, criminelle ou innocente, par laquelle la substance vénéneuse a pu se faire jour jusqu'au corps du délit!

Huit mois après l'inhumation, on viendrait à déceler des quantités notables d'arsenic dans un cadavre, que j'hésiterais encore à déclarer que cette quantité soit l'indice d'un empoisonnement sur le vivant.

Et huit mois après l'inhumation, l'analyse la plus minutieuse des organes recueillis par cette autopsie posthume, né décèle pas la moindre parcelle d'arsenic dans leur substance! Qui oserait encore soutenir que Laffarge ait été victime d'un empoisonnement par l'arsenic? Quant à moi, je me sentirais là, dans le cœur, les convictions les plus fortes, en faveur de l'existence de ce fait criminel, que je ne me croirais plus le droit de les formuler, à la suite d'une pareille épreuve légale.

2° *Valeur chimique de l'analyse des matières provenant de l'exhumation* (1). — L'expertise, dont le résul-

----

(1) Nous transcrivons ici, d'après les journaux, le texte de ce rapport :

M. Dupuytren fait son rapport, d'où il résulte que le cadavre de Laffarge ne récèle pas d'arsenic, à l'unanimité :

« Messieurs, nous avons partagé notre opération en deux principales, subdivisées en plusieurs autres. Nous avons d'abord traité le foie ; nous avons pris les deux tiers de cet organe pesant en tout 500 grammes ; nous les avons coupés en petits morceaux et placés dans une capsule de porcelaine pour être desséchés. La partie du foie employée pesait, desséchée, 120 grammes ; nous en avons pris 60 ; nous les avons fait dissoudre dans 180 grammes d'acide azotique pur à 41 degrés. Nous avons chauffé, évaporé, jusqu'à ce que nous ayons obtenu un charbon spongieux, friable, que nous avons pulvérisé : il pesait 21 grammes. Ce charbon a été introduit dans un petit ballon en verre, avec 90 grammes d'eau distillée ; nous l'avons abandonné à la macération pendant toute une nuit ; le lendemain nous l'avons mis dans un petit matras qui a été soumis pendant une heure à l'ébullition ; nous avons filtré la liqueur au travers d'un papier blanc lavé ; nous avons obtenu un liquide d'un rouge brun ; ce liquide traité par l'acide hydro-sulfurique, et aiguisé de quelques gouttes d'acide chlorhydrique, a formé un précipité brun, soluble dans l'ammoniaque ;

tat a été consigné dans le procès-verbal du 9 septembre,
avait été opérée par le concours des cinq experts de Bri-

» Traité par le sulfate de cuivre ammoniacal, il a donné une coloration verte;

» Traité par le nitrate d'argent neutre, il a donné un précipité
jaune;

» Traité par le nitrate d'argent ammoniacal, il a donné un précipité jaune;

» Tous ces précipités se sont rembrunis en très peu de temps,
et ont formé de nouveau un précipité brun.

» Nous avons soumis, à l'appareil de Marsh, ce même liquide qui
ne nous a donné aucune trace d'arsenic; et c'est pendant que nous
traitions, par l'appareil de Marsh, que quelques-uns des experts
ont cru reconnaître par instant une légère odeur alliacée, les autres ne s'en sont pas aperçus; quelques-uns ont obtenu une tache
brune brillante infiniment légère. Dissoute dans l'acide azotique,
elle n'a point donné de couleur rouge-brique, par le nitrate d'argent ammoniacal.

» Nous avons traité, par l'eau distillée, une partie des matières
extraites du thorax et de l'estomac, telles qu'une partie du cœur,
une partie des intestins, des détritus du cerveau, une partie de
la vessie et une partie des poumons;

» Les deux tiers de ces matières ont été coupés par petits morceaux, et placés sur le feu, avec de l'eau distillée que nous avons
maintenue bouillante pendant six heures, en ayant soin de re-
nouveler l'eau, à mesure qu'elle s'évaporait.

» Nous avons laissé refroidir pendant deux heures; nous avons
filtré au travers d'un papier blanc toujours bien lavé; les liqueurs
filtrées ont été réunies et évaporées à siccité; nous avons partagé
le résidu en deux portions : l'une d'elles, du poids de 7 grammes,
a été traitée par 31 grammes d'acide azotique, comme dans notre
première expérience. Le charbon obtenu a été soumis pendant
une heure à l'action de l'eau distillée bouillante; la liqueur filtrée
a été traitée par les mêmes réactifs que nous avons employés dans

ves, et par les soins des trois experts de Limoges, assistés de trois experts nouveaux, pharmaciens à Tulle. Onze experts ayant droit de vote ! ce nombre est une belle garantie d'impartialité. Quatre médecins et sept chimistes ! Une telle association prévenait toute méprise dans la désignation des organes, sur lesquels l'analyse avait mission d'opérer.

Or, sur quels organes du cadavre de Pouch-Laffarge a porté l'opération ?

1° Sur le foie, qui, d'après l'École de médecine de Paris, est regardé aujourd'hui comme le principal dépositaire du poison, dans le cas d'un empoisonnement par l'arsenic ou par toute autre substance métallique ;

2° Sur les débris des entrailles, de l'estomac et du thorax, où certainement on devait trouver au moins des traces d'arsenic, dans le cas d'un empoisonnement, tel que celui dont l'accusation supposait que Laffarge avait été victime ; car il aurait résulté de l'acte d'accusation, que Laffarge

---

la première opération, par l'appareil de Marsh ; et nous n'avons obtenu aucune trace d'arsenic.

» Nous avons formé un nouveau précipité avec l'acide sulfhydrique, aiguisée de quelques gouttes d'acide chlorhydrique ; nous avons filtré. Le précipité resté sur le filtre a été dissous dans de l'eau légèrement ammoniacale ; évaporé à siccité, mêlé avec un poids égal de flux noir et introduit dans un tube à réduction, nous l'avons chauffé jusqu'au rouge, sans obtenir aucune incrustation d'arsenic métallique. »

Le rapport est signé de MM. Dubois père et fils et Dupuytren, pharmaciens à Limoges ; Lespinasse, médecin à Lubersac ; Massénat, id. à Paris ; Tournadour, id. à Uzerches ; Lafosse fils, pharmacien à Uzerches ; Fillol, Fages, Bori, pharmaciens à Tulle.

avait été, jour par jour, alimenté et gorgé, pour ainsi dire, d'arsenic.

1° Sur quelle quantité du foie opèrent-ils?

Sur 500 grammes (une livre environ), qui, réduits par la dessiccation, pèsent encore 120 grammes.

Dans la prévision d'un contrôle ultérieur, ils mettent en réserve la moitié de ce poids ; et opèrent sur l'autre, avec 180 grammes d'acide nitrique pur et à 41°. Ils réduisent alors les 60 grammes à l'état de charbon, pesant 21 grammes, qu'ils pulvérisent, et laissent macérer, toute une nuit, dans près d'un hectogramme d'eau distillée.

Le lendemain ils soumettent une fraction de ce liquide aux réactions suivantes :

A. Traité par l'acide hydro-sulfurique et aiguisé d'acide hydro-chlorique, ils ont obtenu un précipité brun soluble dans l'ammoniaque. — Or, ce n'est pas là une réaction arsenicale.

B. Traité par le sulfate de cuivre ammoniacal, ce liquide donne une coloration verte. Cette réaction qui servait à indiquer la présence de l'arsenic, paraît être abandonnée généralement, depuis que nous avons fait observer (1), qu'il suffit d'une très-faible quantité de sulfate de fer dans un liquide d'essai, pour produire, par le sulfate de cuivre ammoniacal, un vert analogue tout-à-fait au vert de Schéele (*arsénite de cuivre* ou *acétate arsénieux de cuivre*).

C. Traité par le nitrate d'argent, il donne un précipité

____

(1) Procès de Dijon. Voyez l'article ARSENIC du *Dictionnaire des dictionnaires de médecine*, la *Gazette des Hôpitaux*, décembre 1839 et janvier 1840; *Nouveau traitement de l'empoisonnement par l'arsenic*, par M. Rognetta, 1840.

jaune. Cette réaction qui servait atrefois à caractériser la présence de l'arsenic, est rangée aujourd'hui parmi les plus équivoques; en effet les phosphates précipitent le nitrate d'argent en jaune; or quel organe plus riche en phosphates que le foie ?

D. Traité par le nitrate d'argent ammoniacal, il donne également lieu au même précipité et aux mêmes réflexions. Mais observons que tous ces précipités se sont rembrunis en très-peu de temps, et ont formé de nouveau un précipité brun;

Ce caractère démontre qu'aucun des précipités ci-dessus ne devait être attribué à l'arsenic; mais que toutes les réactions obtenues, dans ces quatre ordres d'opérations, provenaient du fer, dont feu Laffarge avait été, pour ainsi dire, gorgé, avant de mourir. En effet, les sulfates et hydrochlorates ferrugineux, surtout quand ils sont mêlés au phosphate ammoniacal, traités d'une manière analogue, donnent instantanément toutes ces colorations, qui ne tardent pas à virer au brun.

Ainsi, dans toutes ces réactions, caractères équivoques d'abord, et ne tardant pas ensuite à devenir complètement négatifs !

Cela fait, on a recours à l'emploi de l'appareil de Marsh, le plus sensible des réactifs que possède aujourd'hui la chimie.

Dans le cours de cette opération, quelques experts croient percevoir une odeur alliacée; les autres déclarent n'en percevoir aucune. Si ces derniers n'avaient pas été présents, pour combattre cette illusion olfactive, il est certain que, dans le rapport, les experts ainsi prévenus n'auraient pas manqué d'attacher une grande importance à ce caractère.

Or quand deux ou trois experts peuvent se laisser aller à une préoccupation erronnée, au sujet de l'odeur alliacée, comment ajouter plus de foi à la perception d'un seul docteur, déjà placé sous l'influence terrible d'une accusation secrète d'empoisonnement par l'arsenic? (Voy. page 41.)

Enfin une petite tache brillante apparaît. Seule, qu'aurait signifié cette réaction, alors qu'elle eût porté tous les caractères d'une tache arsenicale? Un accident impondérable et infinitésimal ; c'est-à-dire rien en justice. Mais essayée par le nitrate d'argent, cette maculature ne fournit pas le rouge de brique caractéristique de l'acide arsénique. Donc elle n'était pas de l'arsenic.

II° *Les débris des entrailles, de l'estomac, du thorax*, traités par les mêmes méthodes, ne fournissent pas la moindre trace d'arsenic, même après qu'on a eu recours au procédé de la réduction, et de l'incrustation métallique!

Donc le corps de Laffarge ne renfermait pas, même après huit mois d'inhumation, des traces d'un empoisonnement par l'arsenic. Or si Laffarge eût été gorgé d'arsenic, comme l'admet l'accusation, les assiettes de porcelaine n'auraient peut-être pas suffi aux experts, pour recueillir toutes les taches qui se seraient dégagées de l'appareil de Marsh ; une pluie de taches arsenicales aurait attesté, à tous les yeux, l'existence d'un empoisonnement aussi atroce.

Qu'opposent les experts de Brives à ce résultat, qui annule leur première analyse, qui annule toute la procédure? ils le proclament en pleine audience comme l'expression de la vérité. Avec une bonne foi, d'autant moins récusable qu'elle blesse leur amour-propre, ils confessent avoir été dans l'erreur, faute d'avoir employé les nouveaux procédés, qui, à cette époque, ne pouvaient pas leur être bien connus. Tous signent ce rapport, sans réclamation, sans objection; et si l'un d'entre eux semble élever encore quelques doutes en pleine audience, on voit qu'il ne se hasarde dans ce faux pas, que sur l'invitation de M. l'avocat-général; sa déclaration du reste est si timide et marche tellement à tâtons, pour ainsi dire, elle est si contradictoire dans les termes (1), qu'elle semble plutôt une amende honorable qu'une objection. Et puis enfin, l'opposant unique entre onze experts, est encore le docteur Lespinasse, lui le point de départ de toute l'accusation, et qui le premier a demandé qu'on eût recours à l'exhumation.

Il est des âmes honnêtes, que le souvenir d'une erreur involontaire tourmente comme un remords; et il faut bien du temps, pour que ce remords passe aux formes franches et bienveillantes d'un repentir, lequel porte l'esprit au doute et le cœur à un aveu.

La nature humaine n'est pas autrement faite; et c'est sur elle seule que doit ici retomber la sévérité de mes observations.

A la suite de ce rapport, et en dépit des restrictions entortillées et timides du docteur Lespinasse, il est incontestable que l'acquittement du jury était acquis à Marie Cappelle.

______

(1) L'exemple suivant le démontrera : M. Lespinasse, poussé par la défense à s'expliquer catégoriquement, répond d'abord : *Comme chimiste, je dois reconnaître qu'il n'existe pas d'arsenic dans le corps de Lafarge.* Poussé en sens contraire par la question de M. l'avocat-général, il ajoute : *Comme médecin, je persiste à croire qu'il y a eu empoisonnement par l'arsenic.*

Ce qui signifie en propres termes : *Comme médecin, je pense qu'il y a eu empoisonnement, sans poison.*

Sur la demande du ministère public, la Cour ordonne une nouvelle expertise. Nous avons évalué plus haut l'incident, sous le rapport de la procédure légale; nous allons évaluer ici la marche et les résultats de l'opération, sous le rapport purement chimique.

EN RÉSUMÉ, les experts de Limoges, assistés de huit autres experts, et ayant recours aux méthodes les plus récentes, ne parviennent pas à constater une quantité appréciable d'arsenic, dans les matières du vomissement, ni dans les restes du cadavre de Laffarge. Ils signalent au contraire la présence de l'arsenic dans diverses poudres que l'on retrouve dans le désordre des pièces de conviction, et jusque dans la poudre de gomme de la boîte, où les experts de Brives n'en avaient pas signalé de traces.

CHAPITRE IV.

Valeur chimique de la contre-expertise, opérée à la requête de
l'accusation, par les chimistes de Paris.

Je diviserai ce chapitre en trois sections :

Dans la première, je me contenterai d'accompagner, de
notes critiques et explicatives, le rapport verbal improvisé
par M. Orfila, le 14 septembre.

J'en ferai tout autant dans la seconde, quant au rapport écrit, déposé le lendemain 15, en nom collectif.

Dans la troisième, je donnerai toutes les explications
qui sont parvenues à ma connaissance, dans le cours de l'enquête que j'ai été chargé, par la défense, de faire à Tulle
et à Limoges, auprès des témoins et des experts que j'ai pu
rencontrer pendant mon séjour.

SECTION PREMIÈRE.

*Examen critique du rapport improvisé par M. Orfila,
dans l'audience du 14 septembre.*

Ce rapport verbal a été publié, par les divers journaux, sur la correspondance que leur expédiait la commission des sténographes. Afin de rendre plus fidèlement la
pensée de M. Orfila, nous l'emprunterons à la *Gazette des
Tribunaux*, journal qui, habituellement, reçoit de la main de

M. Orfila lui-même, et reproduit textuellement les communications qui concernent cet expert.

Nous nous permettrons seulement de faire remarquer que cette rédaction adoptée par **M. Orfila**, est loin de rendre tout ce que promettait l'improvisation elle-même. Le rédacteur a dû nécessairement modifier, atténuer certaines tournures de phrase, reculant déjà devant la terrible impression, que son assurance avait produite, sur l'esprit des jurés et de l'auditoire ;

Car on ne retrouve plus ici ni la première phrase, cette phrase type, que l'expert prononça, m'a-t-on dit, aux éclats de la foudre :

Laffarge EST MORT EMPOISONNÉ ; JE VAIS LE DÉMONTRER.

Dans le rapport, cette phrase a été changée en celle-ci : *Il existe de l'arsenic dans le corps de Laffarge.*

On n'y trouve plus ces annonces de quantités considérables d'arsenic, de quantités quatre fois plus pondérables qu'une quantité première ; expressions que vingt témoins rapporteraient au besoin avoir entendues.

Mais la rédaction modifiée par **M. Orfila**, n'a pu être lue qu'après coup, par les jurés qu'avait frappés l'improvisation !

Que cette circonstance ne soit pas perdue pour la procédure ; et que désormais on ait soin d'exiger la lecture du rapport écrit, avant les développements et la discussion auxquels il peut donner matière!

RAPPORT IMPROVISÉ.

M. Orfila. — Nous venons rendre compte à la Cour des travaux auxquels nous nous sommes livrés.

Toutes nos expériences ont été faites avec les réactifs dont s'e-
taient servis MM. les experts, qui avaient déjà opéré dans l'espèce, à l'exception toutefois d'une certaine quantité de nitrate de
potasse que nous avons apportée de Paris, et dont ces messieurs
n'avaient pas cru devoir se servir (1).

Ces expériences ont été faites en présence de huit membres au
moins de la Commission (2).

Ces messieurs ne se sont éloignés du laboratoire qu'à de rares

---

(1) Dans quel but apporter du nitrate de potasse de Paris ?
pourquoi, après avoir employé tous les réactifs de MM. les
experts de Limoges et de Tulle, sur la pureté desquels il
ne s'élevait pas le moindre doute, n'avoir pas eu recours encore à leur obligeance, pour se procurer le nitrate de potasse
dont on pouvait avoir besoin ? On se perd en recherchant
l'explication d'une précaution semblable. Ensuite, en admettant qu'il fût nécessaire d'apporter de Paris une certaine
quantité de nitrate de potasse, substance qui coûte si peu
de chose, à l'état même d'une pureté parfaite ; pourquoi,
avant de s'en servir, ne l'avoir pas soumise préalablement
à MM. les experts de Tulle, à l'effet d'en faire constater
par eux la pureté ? on ne leur permettait donc d'assister à
cette expérimentation, qu'à titre de factionnaires, et en les
dépouillant de leur caractère d'experts ; ils n'étaient donc
là que pour contresigner, et non pour concourir à l'exécution d'une analyse d'autant plus importante qu'elle paraissait
devoir être la dernière ? en vérité, devant un tribunal français, et en vertu des règles protectrices de notre procédure
criminelle, l'expertise n'a peut-être jamais procédé ainsi.

(2) En leur présence, ainsi qu'en la présence de MM. Ollivier (d'Angers) et Bussy, mais nullement avec leur concours ; cette expertise est donc l'œuvre exclusive d'un seul.

intervalles, et lorsque nous-mêmes nous nous en sommes absentés (3).

Constamment aussi la pièce, dans laquelle nous avions renfermé tous nos instruments, a été close, ainsi que les fenêtres. Toutes les issues ont été constamment aussi gardées par les factionnaires.

J'ai dû devoir indiquer toutes ces précautions ; j'arrive maintenant aux résultats de l'expertise. (Mouvement d'attention.) Je vais diviser ce que j'ai à dire en quatre parties.

1° Je démontrerai qu'il existe de l'arsenic dans le corps de Laffarge. (Mouvement général.) (4) ;

2° Que cet arsenic ne provient pas des réactifs avec lesquels nous avons opéré , ni de la terre qui entourait le cercueil ;

3° Je montrerai que l'arsenic, retiré par nous, ne vient pas de cette portion arsenicale qui existe naturellement dans le corps de l'homme (5) ;

4° Enfin je ferai voir qu'il n'est pas impossible d'expliquer la

---

(3) Que signifie donc cette précaution qui confirme la réflexion de la note précédente ? L'expert, unique opérateur, éprouvait donc le besoin d'une surveillance seulement ? pourquoi ne pas y ajouter celui d'un franc et loyal contrôle? on a entendu plus d'une personne, dans la salle, se demander ce que signifiait ce début-là ?

(4) Le mouvement général, signalé entre parenthèses , par le rédacteur, n'a pas été l'effet de cette phrase , mais bien de celle-ci: *Laffarge est mort empoisonné, je vais le démontrer.*

(5) On voit que l'auteur ne parle jamais ici qu'en son nom personnel ; que ses deux collègues ne sont considérés, par lui, que comme deux adjoints à ses recherches ; que l'expertise est son œuvre individuelle ; que la conclusion qu'il en tire résume explicitement son opinion , à laquelle ses deux collègues ne sauraient manquer de souscrire.

diversité des résultats et des opinions, dans les expertises qui ont été antérieurement faites, comparées avec la nôtre.

§ 1er. *Il existe de l'arsenic dans le corps de Laffarge.*

Nous avons commencé par traiter le quart de l'estomac qui restait, la matière des vomissements et les liquides trouvés dans l'estomac. Ces trois matières réunies ayant été soumises à la carbonisation par l'acide nitrique, avec les procédés que j'ai indiqués il y a dix-huit mois pour la première fois (6), et le charbon obtenu ayant été traité par l'eau, il a suffi d'introduire le liquide, qui en est résulté, dans l'appareil de Marsh, pour obtenir une quantité d'arsenic qui n'était pas considérable, arsenic qui est actuellement déposé sur une assiette dans notre laboratoire (7).

Une seconde expérience a été faite, avec la masse décrite dans les procès-verbaux, sous le nom de masse provenant des organes du thorax, de l'abdomen, du foie, d'une portion du cœur, d'une certaine quantité du canal intestinal et d'une portion du cerveau.

Nous avons cru devoir diviser cette seconde opération en deux

---

(6) Toujours ce *moi et mes ouvrages*, dont l'auteur ne manque jamais de se préoccuper et de préoccuper son auditoire, dans tous les rapports qu'il est appelé à faire en public. Un chimiste s'abstient de parler de ces sortes de choses, dans une assemblée, où il ne s'attend pas à trouver de contradicteurs. Le procédé dont M. Orfila s'adjuge ici la propriété, n'appartient pas plus à lui qu'à tout le monde ; qui ne sait que l'acide nitrique est employé, pour désorganiser les tissus organiques, et pour mettre, par conséquent, en liberté, les éléments qui auraient pu être masqués par leur combinaison avec les tissus eux-mêmes ?

(7) Nous nous expliquerons, dans la troisième section, sur le résultat de cette première expérience.

parties. Le tout étant d'abord mélangé, nous l'avons fait bouillir, pendant quatre heures, avec de l'eau distillée ; le liquide qui en est résulté, ayant été passé à travers un linge, a été réduit, par la chaleur, à l'état d'une matière presque sèche. Il en est resté la portion qui ne s'est pas dissoute dans l'eau, ainsi qu'il arrive, lorsqu'on y fait cuire de la viande : une partie se dissout et l'autre ne se dissout pas (8).

La décoction, évaporée jusqu'à dessiccation, a été carbonisée par l'acide nitrique, comme l'avaient été les premières matières. Nous avons opéré, comme nous l'avions déjà fait pour les précédentes, et nous avons encore retiré de l'arsenic de ce liquide.

La quantité d'arsenic, obtenue de cette décoction, était à peu près égale à celle que nous avait donnée la première expérience (9).

Nous avons cru devoir également examiner les parties restantes de la décoction, ce qui n'avait pas été dissous, la portion solide.

Et alors, comme nous aurions été gênés par une très-grande quantité de mousse, en traitant par l'acide nitrique, nous avons fait, ainsi que *je l'ai déjà indiqué* il y a dix-huit mois, brûler cette masse par le nitrate de potasse (10).

---

(8) Réflexion culinaire plutôt que chimique ; chacun sait en effet que, dans le pot-au-feu, le morceau de bœuf ne se dissout pas.

(9) Cette expérience est en contradiction formelle avec tout ce qu'a publié M. Orfila *depuis* 18 *mois*. Car il a cherché à établir, en plus d'une circonstance, que dans tout empoisonnement par l'arsenic, c'est dans le foie que l'analyse retrouvait l'arsenic en quantité plus considérable ; et même que le foie en offre des traces, alors que les parois stomacales ne paraissaient pas en contenir d'une manière appréciable.

(10) Même réflexion (6), mais prétention tout aussi peu légitime ; car ce procédé est celui de Rapp, appliqué depuis à

Elle a brûlé pendant sept heures ; et après avoir traité cette masse incinérée comme précédemment, nous avons obtenu une quantité très-notable d'arsenic, qui doit être évaluée au moins à douze fois celle que nous avions retirée, dans chacune de nos premières expériences (11).

Nous n'avons pas même cru devoir agir sur la totalité de notre produit : nous l'avons jugé inutile (12).

Nous avons examiné le lambeau de chair pris à la cuisse gauche du cadavre : ces chairs devaient faire l'objet d'une préparation à part. Nous n'avons rien obtenu, de ces deux livres de chairs musculaires, traitées comme il a été dit ci-dessus. Ces deux livres de chair, si on les compare au poids total de la masse musculaire du corps, n'offrent qu'une portion bien faible comparée à celle de tout le corps (13).

---

l'appareil de Marsh. (Nous avons traité par le nitrate de potasse, ainsi que le conseille Rapp, *dit M. Orfila, Traité de Médecine légale, tome* III, *page* 163, 3ᵉ *et dernière édition.*)

(11) Quand on évalue ainsi, c'est que la quantité est pondérable. Or, nous portons le défi que l'on puisse peser les taches obtenues par M. Orfila. Du reste, un peu plus tard il le déclarera lui-même.

(12) Pourquoi donc ! la loi vous consulte pour savoir, par l'analyse, tout ce que peut donner le corps du délit ? et vous, vous jugez à propos de vous arrêter aux premiers indices, de supprimer tout ce qui vient après, de tronquer le résultat, de l'arrêter au passage ! On n'agit de la sorte, que lorsqu'on est effrayé de son propre ouvrage, et qu'on recule devant un événement inattendu ! ! !

(13) Cette phrase laisse à entendre, que si on avait pu opérer sur la masse entière de la chair musculaire du cadavre

Le résultat sur ce point a donc été négatif.

Nous avons examiné une portion du suaire dans lequel le corps de Laffarge était enveloppé. Nous l'avons examiné avec beaucoup de soin ; nous l'avons fait bouillir dans l'eau avec de la potasse ; nous avons ensuite introduit le liquide dans l'appareil de Marsh, et nous n'avons rien obtenu.

C'est donc encore là un résultat négatif.

Enfin , nous avons cru devoir examiner deux des trois terres recueillies. Notre analyse a porté sur les terres prises immédiatement au-dessus et au-dessous du cercueil. Ces deux terres ayant bouilli séparément dans de l'eau distillée pendant quatre heures , ont fourni des liquides, qui ayant été soumis à l'appareil de Marsh , n'ont pas donné d'arsenic (14).

---

de Laffarge , il est probable qu'on en aurait retiré une certaine quantité d'arsenic ! Cependant depuis quelque temps, M. Orfila soutient que, même dans un cas d'empoisonnement, la chair musculaire n'est pas le dépositaire de l'arsenic. Il est vrai que, dans une série d'expériences qui ne s'élevaient pas à moins de deux cents, M. Orfila avait prétendu qu'il n'est pas un bouillon, pris dans les divers restaurants de la capitale, qui ne donne des traces d'arsenic, ce qui aurait signifié que toute chair musculaire est arsenicale (2 avril 1839 , *séance de l'Académie de médecine*). Mais il est vrai de dire aussi que cette opinion ayant été convaincue d'erreur , M. Orfila ne la soutiendra probablement plus , ni dans ses expertises , ni dans ses ouvrages.

(14) Cette analyse est frappée à nos yeux de la plus complète nullité , sous le rapport chimique.

En effet, une terre est dans le cas d'être arsenicale, sans que l'ébullition dans l'eau distillée soit capable de lui enlever la moindre parcelle d'arsenic : Il suffit pour cela que l'arsenic ait eu le temps de s'incorporer avec l'argile, et de

Ainsi, il résulte de cette première partie de ma déposition (13), et des expériences qui ont été faites, qu'il y a de l'arsenic, dans le quart de l'estomac qui restait, dans les liquides contenus dans ce viscère et dans les matières vomies; mais il n'y en a pas beaucoup.

Il résulte en second lieu, qu'il y en a, dans la décoction faite avec les débris organiques, et qu'il y en a beaucoup plus dans le résidu solide de cette décoction (13).

Il résulte enfin que partout ailleurs nous n'avons rien trouvé.

§ 2. *L'arsenic trouvé ne vient pas des réactifs employés.*

Ces réactifs avaient été déjà employés par les experts de Tulle; et la preuve qu'ils ne contiennent pas d'arsenic, c'est que ces experts sont arrivés à cette conséquence qu'ils n'en avaient pas

---

se combiner pour ainsi dire physiquement avec l'alumine, et même avec la chaux de la terre alumineuse. Nous examinerons plus bas, sous le rapport logique, les inductions que M. Orfila tire de ce fait.

(15) *Ma déposition!* J'insiste à chaque occasion sur cette formule personnelle, pour bien faire sentir, par le nombre de fois qu'elle se représente, dans le cours de cette déposition, que l'expertise est l'œuvre exclusive de M. Orfila, et que la présence des experts de Tulle, et même celle des deux autres experts de Paris, est une circonstance tout-à-fait secondaire et accessoire.

(16) Il aurait fallu ajouter : nous en avons trouvé beaucoup plus, à l'aide seul d'un nouveau réactif, *du nitrate de potasse*, apporté par nous tout exprès de Paris. Cette addition, on le conçoit, est de la plus haute importance.

trouvé. S'il y en avait eu dans les réactifs, on aurait au moins constaté la présence de l'arsenic qui pouvait s'y trouver (17).

Nous devons faire observer que jamais nous n'avons mis l'appareil de Marsh en mouvement, sans que auparavant nous nous fussions assurés qu'il pouvait fonctionner pendant un quart d'heure, vingt minutes, sans donner de résultats accidentels. L'acide nitrique avait été distillé sur du nitrate d'argent. Il est impossible dans cette position qu'il contînt de l'arsenic. Sur ce point il n'a pu s'élever le moindre doute. L'arsenic trouvé ne provient pas des terres, il est certain qu'il ne peut avoir cette origine, car le cercueil était entier, sauf une fente à la partie inférieure. Ces terres, d'ailleurs, n'ont rien donné à l'analyse (18).

---

(17) Ici, **M.** Orfila oublie une circonstance essentielle à noter, c'est que le nitrate de potasse, au moyen duquel on a obtenu les taches les plus fortement caractérisées, avait été apporté de **Paris**, et que le seul garant de la pureté de ce réactif, c'est **M.** Orfila lui-même.

(18) Nous avons fait concevoir le peu de valeur de cette analyse, sous le rapport chimique, nous allons démontrer combien l'induction qu'en tire **M.** Orfila est peu conforme aux règles de la logique.

L'auteur a pris deux quantités de terre, l'une au-dessous de la fosse, et l'autre au-dessus ; et de ce qu'il a constaté (ou cru constater) que ni l'une ni l'autre de ces deux portions n'étaient arsenicales, il en conclut que, dans tout le reste de la terre ambiante, il n'a pu exister des traces d'arsenic. Cette conclusion équivaut à celle que tirerait un juge d'instruction, qui, chargé de procéder à une perquisition à domicile, déclarerait n'avoir rien rencontré de suspect dans la maison, après avoir borné sa visite à une pièce du rez-de-chaussée et à une pièce des combles.

Qui ne voit qu'une parcelle arsenicale, capable de don-

§ 5. *L'arsenic trouvé vient-il de cette portion arsenicale qui se trouve naturellement dans le corps de l'homme?*

Il est reconnu aujourd'hui, par mes expériences qui remontent à dix-huit mois (19), qu'il existe naturellement, dans les os de l'homme et de beaucoup d'autres espèces d'animaux, une infini-

---

ner plus de taches que n'en a obtenues M. Orfila, pouvait se trouver dans l'un des mille endroits de la fosse, où M. Orfila n'a pas fait prendre une petite quantité de terre? Que de débris de papier peint en vert, ou de tout autre rebut arsenical, peuvent se trouver agglomérés en tel endroit plutôt qu'en tel autre? Les deux faibles expériences de M. Orfila sont donc nulles, par cela seul que cent expériences de cette force ne détruiraient pas encore la possibilité, qu'une parcelle arsenicale ait pu se trouver dans la cent-unième portion de terre négligée par l'analyse.

Enfin il est évident que si tout l'arsenic existant dans une terre quelconque, avait été entraîné sur un cadavre, par le lavage des eaux pluviales, il est évident, dis-je, que l'analyse qui le retrouverait dans le cadavre, n'en retrouverait pas même des traces dans la terre : mais cette expérience négative n'autoriserait pas, à elle seule, à conclure que l'arsenic du cadavre ne saurait provenir du sol.

Quant à *l'intégrité du cercueil sauf une fente*, qui ne voit que cette fente suffit pour donner issue aux eaux pluviales et à tout ce qu'elles sont en état de charrier?

La médecine légale actuelle fourmille de pareils oublis contre les premières règles de la logique.

(19) C'est par un oubli de toutes les convenances que M. Orfila profite de la publicité de ces solennels débats, pour décider, en sa faveur, une question de priorité en fait de dé-

ment petite quantité d'arsenic ; mais il est également reconnu que, par les moyens dont nous pouvons disposer actuellement, jamais on ne retire la moindre trace d'arsenic, ni de l'estomac, ni du foie, ni de la rate, ni des reins, ni du cœur, ni du poumon de l'homme (20).

Or, nous avons opéré non sur les os, mais sur les organes intérieurs. Ce que nous avons retiré n'est donc pas de l'arsenic normal (21).

J'arrive maintenant à la partie la plus difficile de ma déposition, à la quatrième.

§ 4. *Il n'est pas difficile (22) d'expliquer la diversité des résultats obtenus par nous, comparativement à ceux qui ont été fournis par les experts, qui avaient déjà examiné le cadavre et les liquides.*

Pour le prouver, je vais suivre la série des opérations qui ont été faites.

---

couverte. Il est bien reconnu, parmi les savants, que la découverte de l'arsenic dans les os appartient exclusivement à M. Couerbe. Voy. à ce sujet la séance de l'Acad. des scienc., du 16 déc. 1839, et *Gaz. des Hôp.* du 15 oct. 1840.

(20) En admettant qu'il en soit ainsi du cadavre, ouvert 24 heures après la mort, la science ne possède aucune série d'expériences propres à établir, à l'égard d'un cadavre exhumé huit mois après la mort, ce qu'avance M. Orfila dans cette phrase ; tout porte à croire au contraire, que, par suite des progrès et sous l'influence désorganisatrice de la putréfaction, l'arsenic, qui peut exister dans les os, est dans le cas d'être entraîné dans les organes mous qui les recouvrent et les avoisinent.

(21) Conclusion fausse, alors même que la proposition en elle-même pourrait être l'expression de la vérité.

(22) L'auteur vient de dire le contraire dans la phrase qui

Lors du premier rapport, MM. Bardou, Lespinas, Tournadour, Massénat, Lafosse, avaient opéré. Ils ont fait bouillir l'estomac ; ils ont traité la décoction par l'acide sulfhydrique ; ils ont obtenu un précipité jaune-serin, floconneux, soluble dans l'ammoniaque, caractères qui appartiennent tous à l'acide arsénieux ; puis ils ont cherché à réduire ce sulfure d'arsenic de manière à recueillir le métal. Leur tube a fait explosion. Les matières qu'ils avaient obtenues n'établissaient pas suffisamment la présence de l'arsenic, ainsi que je l'ai dit, dans une lettre que j'ai eu l'honneur d'adresser à M⁰ Paillet. La médecine légale ne se contente pas de suppositions ; elle veut des preuves positives. Il faut retrouver le métal.

Avec la connaissance que j'ai acquise, en expérimentant sur le corps de M. Laffarge, j'ai la conviction que, si ces messieurs n'avaient pas cassé leur tube, ils auraient retiré l'arsenic métallique (25).

Voilà donc une première expérience qu'on ne peut pas oppo-

---

précède ; nous pensons que les deux manières d'envisager la difficulté, sont également vraies, quand on se place à deux points de vue différents. Les chimistes qui n'ont pas assisté à l'expertise et à notre enquête, trouveront tous qu'il est fort difficile de faire concorder entre eux tous ces résultats divergents.

(23) Ce qui signifie *en propres termes* : « *dans une lettre à M⁰ Paillet (20 août)*, j'avais déclaré que *le résultat de cette réaction était considéré comme nul, depuis un mois, en chimie médicale. Mais aujourd'hui que je crois avoir découvert de l'arsenic dans le cadavre exhumé de Laffarge, je suis convaincu que la réaction des chimistes de Brives indiquait l'existence de l'arsenic, dans les organes retirés du cadavre avant son inhumation.* (Je possède, dans mes notes, plus de vingt palinodies de ce genre, de la part de la chimie légale invoquée devant la loi.)

ser aux nôtres, car dans le premier cas l'expérience n'a pas été terminée.

Dans le second rapport, MM. Dubois père et fils et Dupuytren, ont procédé séparément et d'abord sur le quart de l'estomac, puis sur une portion des liquides qui y étaient contenus, puis enfin sur une portion des matières vomies. Voilà trois opérations. Nous, nous les avons réunies ces trois matières, et nous n'avons fait qu'une seule opération (24).

Ainsi, au lieu d'agir séparément sur chacun des tiers, nous avons agi sur la totalité.

Quoique nous ayons agi sur la totalité, je dis que la quantité d'arsenic obtenue était minime. Eh bien ! y a-t-il quelque chose d'extraordinaire, alors qu'on ne dispose que du tiers d'un entier, qu'on ne découvre pas ce que découvrent ceux qui agissent sur cet entier lui-même (25) ?

Il y a plus : l'appareil de Marsh est un appareil de fraîche date (26) ;

---

(24) Et vous avez eu tort : car il pourrait arriver un jour qu'on rencontrât de l'arsenic dans les matières du vomissement, et qu'on n'en retrouvât pas de traces sur l'estomac même, ni dans tout le cadavre. Il suffirait, pour cela, que les matières vomies eussent été ramassées sur un plancher, dans la poussière duquel se serait répandue la poudre de *la mort aux rats* ; ce cas, dans les campagnes, est plus fréquent que l'on ne pense.

(25) Oui, il y a quelque chose d'extraordinaire, qu'à l'aide de l'appareil le plus sensible que la science possède, on ne retrouve pas, dans un tiers de 500 grammes, le tiers des taches qu'on recueillerait, en opérant sur les 500 grammes à la fois.

(26) Il a été publié en 1836 ; il est bien connu en France au moins depuis 1838. (*Voy.* pag. 64.)

il n'a pas encore été parfaitement étudié par tout le monde (27), et même ceux qui l'ont étudié éprouvent tous les jours des embarras nouveaux pour s'en servir. Ainsi aujourd'hui même, au moment où nous venions de retirer l'arsenic d'un liquide qui en contenait, tout-à-coup, quoique certains que l'arsenic y était encore, nous avons cessé d'en obtenir ; et il devait cependant en fournir (28).

Cela tient à ce que la flamme (29) est un peu trop forte, à ce que

---

(27) Ce qui semble signifier que MM. les experts de Limoges ne savent pas l'employer, et que lui seul, M. Orfila, en France, a le secret d'interroger l'oracle, et d'en interpréter les réponses avec succès. Au reste, cette prétention perce à chaque publication de M. Orfila : *Désormais*, s'écrie-t-il fréquemment dans ses lectures académiques, *le crime n'aura plus de refuge !!!* Eh ! bien, cette prétention est fausse : il n'est pas d'homme, si inhabile qu'on le suppose, qui, après avoir vu opérer une seule fois, ne soit en état de manipuler et de faire fonctionner l'appareil de Marsh, avec la même facilité que le chimiste le plus habile.

(28) Comment le sait-on ? L'appareil de Marsh n'est donc plus appelé à dévoiler le crime, à le ramener pour ainsi dire à l'état métallique, jusque dans ses plus petits indices, sous les yeux de MM. les jurés ! Cet appareil infaillible ne dit donc pas toujours tout ; il est en état de cacher et de retenir des quantités appréciables de la substance, sur l'existence de laquelle on l'interroge ? Mais tout cela est en contradiction avec tout ce qu'on avait annoncé, publié, lu, écrit depuis dix-huit mois ! D'après ces annonces, l'appareil de Marsh était capable de mettre au jour un cinq cent millième de grain d'arsenic perdu dans un liquide !

(29) Mais M. Orfila a-t-il trouvé le secret de réduire à vo-

l'assiette de porcelaine est trop rapprochée ou trop éloignée (50), à ce qu'une porte ouverte détourne la flamme et la rejette d'un autre côté, etc., etc. (51).

Il n'est donc pas extraordinaire que quand on a opéré sur des quantités aussi minimes (52), on ne soit pas arrivé à un résultat. Je me plais à rendre justice au talent et à l'habileté des expérimentateurs qui ont opéré ; mais il est évident qu'ils ont agi sur trop

---

lonté la flamme, à ses justes proportions ? est-il à l'abri de ce hasard, et est-il en droit de le jeter en reproche à d'autres ?

(30) Qui ne sait cela ? qui ne s'en est pas assuré, dès la première expérience.

(31) Mais c'est là un accident étranger à l'action du manipulateur, et dont on sait tenir compte. En un mot, il faut conclure de ces réflexions un tant soit peu outrecuidantes, que l'appareil de Marsh ne saurait plus devoir être invoqué dans les expertises judiciaires : car ses indications sont trop capricieuses ; car nul ne peut répondre que, dans le cours de l'opération, une porte ne vienne à s'ouvrir, un courant d'air ne passe par dessus la main d'un opérateur ; ces accidents sont capables d'arriver à chacun de nous, à l'exception de M. Orfila peut-être ; supposition que l'on pourrait admettre par politesse, mais non d'après les règles de la procédure fondée sur le système du vote et de la majorité des voix.

(32) Il est au moins étrange de venir certifier, devant une cour d'assises, que le quart d'un estomac humain soit une quantité minime dans une expertise légale, quand, en chimie exacte, on opère avec précision, sur moins d'un gramme !

peu de matières, et en second lieu que l'appareil de Marsh a été employé avec une flamme un peu trop forte, et que la petite quantité d'arsenic existant a été volatilisée (33).

Je ne vois rien là qui ne puisse concorder avec le résultat que nous venons d'obtenir (34).

Enfin dans la dernière expérience faite après l'exhumation, MM. les membres de la première commission et de la seconde réunis, ont opéré sur une petite portion du foie. Ils l'ont traitée par l'eau distillée, ils ont agi par l'acide nitrique; sur ce produit ils n'ont rien trouvé. Nous avons opéré sur la totalité des viscères, et nous n'avons trouvé qu'une petite portion d'arsenic. Ces messieurs, qu'ant aux autres viscères, n'ont expérimenté que sur le quart, et nous avons expérimenté sur le tout (35).

Joignez à cela les difficultés de l'appareil dont je viens de parler, et on concevra facilement que ces messieurs n'aient rien aperçu. Enfin, ils n'ont pas incinéré, par le nitrate de potasse (36), le résidu des matières solides, résultat de la décoction des viscères; et c'est dans ce résidu carbonisé que nous avons trouvé la plus grande quantité d'arsenic.

Mais, je l'avoue, le procédé suivi par ces messieurs est indiqué

---

(33) C'est une pure hypothèse insultante pour MM. les chimistes de Limoges; car M. Orfila ne les a pas vus opérer.

(34) Absolument de la même manière qu'une réponse négative concorde avec une réponse affirmative.

(35) Mais le quart d'une substance empoisonnée traitée par l'appareil de Marsh, doit donner le quart du poison, à moins que tout ce qu'on a écrit, depuis un an, sur la puissance et la délicatesse de cet instrument, soit controuvé et dénué de preuves.

(36) Il est certain que ces messieurs n'ont pas opéré, avec le nitrate de potasse apporté de Paris par M. Orfila.

par certains auteurs. S'il n'est pas le meilleur, ce n'est pas la faute de ceux qui ont expérimenté (37).

Dans cette matière, il y a eu des progrès depuis quelque temps ; ainsi on ne se préoccupait pas suffisamment de cette pensée que les matières animales mélangées avec l'arsenic retiennent fortement le poison et s'en débarrassent difficilement par l'ébullition ; c'est ce qui a fait que, dans beaucoup de circonstances, les matières vénéneuses ont échappé aux experts (58).

Au reste, après avoir ainsi parcouru les différentes parties

---

(37) Cependant ce procédé a été considéré, par M. Orfila, comme le meilleur, devant la cour d'assises d'Alby. En effet MM. les experts d'Alby ayant opéré, en traitant les matières par l'eau potassiée en ébullition, dans son rapport de contre-expertise, dont nous avons la copie entre les mains, M. Orfila émet l'observation suivante :

L'un de nous, M. Duvergie, a fait l'expérience suivante, qui vient appuyer cette assertion, et dont les EXPÉRIENCES DE M. ORFILA *pouvaient faire entrevoir les résultats. L'estomac d'un chien empoisonné avec six grains d'acide arsénieux a été parfaitement lavé;* puis on a soumis à deux ébullitions successives, pendant une heure dans l'eau distillée, les parois stomacales ; traitées ensuite par l'acide nitrique, elles ont fourni plus d'arsenic, à l'appareil de Marsh, que les liqueurs d'ébullition n'en avaient donné (*affaire Rigal; rapport du* 11 *février* 1840). La chimie médicale change de manière de voir, à des distances un peu trop rapprochées !

(38) Il y a quarante ans et plus que ce principe est admis dans tous les ouvrages de chimie analytique. Le procédé de Valentin Rose par la potasse, n'est pas fondé sur un principe différent.

dont j'avais à donner connaissance à la Cour, je dois dire que nul doute ne peut rester, sur la nature des matières que nous avons obtenues. L'arsenic métallique a été recueilli sur des assiettes, et la commission composée de trois personnes, à laquelle avaient été adjoints tous les autres experts, sera, je n'en doute pas, unanime sur ce fait, que le métal obtenu sur les capsules est de l'arsenic (39).

Mais cela ne suffit pas; il faut dire par quel moyen nous nous sommes assurés que c'était de l'arsenic.

Ces taches sont brunes, brillantes, elles n'attirent pas l'humidité de l'air; elles ne se volatilisent pas à froid; et à l'instant même où on applique sur elles la chaleur, elles disparaissent. Elles se dissolvent et se détachent instantanément dans l'acide nitrique pur; et, la dissolution opérée, si elle est évaporée jusqu'à siccité, donne un résidu très-légèrement jaunâtre, que le nitrate d'argent fait passer au rouge brique. Aucune autre substance connue ne réunissant l'ensemble de ces caractères, je dois conclure que cette matière est de l'arsenic (40).

Voilà, M. le président, le résultat de la mission que la Cour a bien voulu nous confier. (Le rapport improvisé par M. Orfila est suivi d'une sourde agitation.)

M. le président. — C'est le résultat unanime de vos vérifications?

M. Orfila. — Je crois qu'il est unanime, autant que j'ai pu le recueillir, en causant avec tous ces messieurs (41).

---

(39) La commission des experts adjoints n'avait pas mission de procéder aux expériences; elle n'était ni compétente, ni appelée à signer les conclusions énoncées par M. Orfila. Elle n'avait pas du reste été consultée.

(40) Nous aurons beaucoup à dire, dans nos révélations, sur la teneur de ces vérifications. Nous prions nos lecteurs d'attendre.

(41) *Je crois qu'il est unanime!* Mais un rapport légal ne

M. Ollivier (d'Angers). — M. Orfila a été l'interprète de mon opinion (42).

M. Bussy. — Je n'ai rien à ajouter. Toutes nos opérations ont été faites en commun, et nos conclusions ont également été prises en commun (43).

M. le président. — Vous vous proposez sans doute, aussitôt que les fatigues que vous avez éprouvées vous le permettront, de rédiger un rapport écrit et détaillé de vos opérations?

M. Orfila. — Nous pourrons le remettre à la Cour demain matin.

M. le président. — La défense n'a pas de conclusions à prendre?

M⁰ Paillet s'incline et ne répond pas. (Madame Laffarge reste immobile.)

M. le président. — Les opérations des chimistes étant terminées, le compte en étant rendu, et le jury devant tout naturellement désirer, ainsi que la Cour, s'en rendre un compte plus par-

---

doit pas être fondé sur un doute! Qu'auraient pu faire les experts assesseurs de **M. Orfila**, dans le cas où ils n'auraient pas tout-à-fait partagé l'opinion de **M. Orfila**? Il est pénible de contredire et de démentir un collègue en public! C'est là une difficulté, devant laquelle bien des gens reculent. Et puis, est-ce bien en causant, qu'on croit s'être assuré, de l'unanimité d'une opinion, de laquelle dépend la vie ou la mort d'un accusé!

(42) Mais **M. Ollivier** (d'Angers) l'avouera sans peine; il a dû rester totalement étranger à ces manipulations chimiques, et s'abstenir de toute opinion.

(43) **M. Bussy** est en contradiction formelle avec **M. Or-fila**; car **M. Orfila** déclare plus haut qu'il ne connaît l'opinion de ces messieurs, que par de simples causeries.

7

ticulier par la lecture (44), nous levons l'audience et nous la renvoyons à demain neuf heures et demie.

L'audience est levée à six heures et un quart.

L'assemblée se retire en silence. Cette nouvelle et fatale péripétie de ce grand drame judiciaire semble avoir frappé de stupeur tous les assistants.

(Extrait textuellement de la *Gazette des Tribunaux*.)

DEUXIÈME SECTION.

Examen critique du rapport écrit de MM. les experts de Paris, déposé sur le bureau, à l'audience du 15 septembre.

Examen de l'estomac, des matières qu'il contenait et des liquides vomis.

Nous avons remis le tout dans une capsule de porcelaine, et évaporé jusqu'à siccité ; le produit a été carbonisé par l'acide nitrique pur marquant 44 degrés à l'aéromètre. Le charbon a subi, pendant une heure, l'action de l'eau distillée ; nous avons obtenu ainsi un liquide que nous avons filtré et introduit dans l'appareil de Marsh (1).

Nous n'avons pas tardé à recueillir un nombre assez considérable de petites taches brunes, brillantes, arsenicales (2).

---

(44) Nous allons examiner ci-dessous, si le rapport écrit est plus explicite que le rapport improvisé dans cette audience.

(1) C'est pourtant là le procédé suivi par MM. les experts de Brives, Tulle et Limoges réunis, procédé dont M. Orfila expliquait plus haut les résultats négatifs, en disant qu'il n'était pas le meilleur.

(2) Comment concilier ces expressions du rapport écrit, *un nombre assez considérable de petites taches brunes, bril-*

*Examen des débris des viscères retirés du cadavre lors de
l'exhumation.*

Ces débris consistaient en une portion du foie, du mésentère,
auquel adhéraient quelques lambeaux de l'intestin, une moitié du cœur, et une petite quantité de matière cérébrale. Nous
y avons joint 60 grammes du foie précédemment dépécé par
MM. les experts.

Toutes ces matières organiques ont été soumises à l'ébullition,
dans une grande capsule de porcelaine, pendant quatre heures,
avec de l'eau distillée. Le liquide a été passé, au travers d'un linge,
préalablement lavé avec de l'eau distillée, et évaporé jusqu'à siccité. Le produit de cette évaporation a été carbonisé par l'acide
nitrique pur, à une douce chaleur (3).

Le charbon résultant de cette opération a été épuisé par l'eau
distillée bouillante. Le liquide filtré a été placé dans l'appareil de
Marsh. Au bout de quelques minutes, il s'est déposé, sur la capsule de porcelaine, de petites taches brunes brillantes, d'arsenic
métallique, et un peu plus nombreuses que dans l'expérience précédente (4).

Les matières solides restées sur le linge ont été divisées en
deux parties : l'une d'elles a été traitée dans une capsule de porcelaine par l'acide nitrique pur et concentré, et à l'aide de la chaleur, afin de carboniser. Cette carbonisation n'ayant pu être opérée
qu'incomplètement, attendu la présence d'une quantité assez considérable d'une matière savonneuse analogue au gras du cadavre,

---

lantes arsenicales, avec ces expressions du rapport oral,
une *quantité d'arsenic qui n'était pas considérable!* (voyez
dans le rapport improvisé, la phrase notée 7.)

(3) C'est encore ici le procédé suivi par MM. les experts
de Brives, Tulle et Limoges réunis (voy. note 37 ci-dessus.)

(4) Ainsi ce nombre était un peu plus considérable encore!

nous avons réuni cette portion en grande partie carbonisée à l'autre moitié; le tout a été intimement mélangé avec une suffisante quantité de nitrate de potasse pur (5);

Et projeté par petites portions dans un creuset incandescent, et qui n'avait jamais servi.

Le résidu de cette combustion, qui était d'une couleur blanche grisâtre, après avoir été détaché du creuset, a été soumis à une ébullition prolongée, dans de l'acide sulfurique pur et concentré, jusqu'à décomposition complète des sels qui s'étaient formés pendant l'opération, et cessation de dégagement d'acide nitrique et du gaz rutilant. La matière a été alors dissoute dans l'eau distillée. On a saturé l'excès d'acide sulfurique par la potasse à l'alcool pur (6);

Et, après avoir séparé la majeure partie du sulfate de potasse qui s'était déposée sous la forme de cristaux, nous avons filtré le liquide décanté, dont nous avons ensuite introduit la moitié environ dans l'appareil de Marsh.

Presque aussitôt des taches brunes, larges, brillantes, ont été recueillies, en nombre considérable, sur des capsules de porcelaine. Les taches ont été reconnues pour de l'arsenic métallique aux caractères suivants :

Indépendamment de leur aspect métallique et miroitant, elles n'attiraient pas l'humidité de l'air, ne se volatilisaient pas à froid, disparaissaient à l'instant par l'application de la chaleur. L'acide nitrique pur et concentré les enlevait promptement, et en chauffant le liquide jusqu'à siccité dans une petite capsule de porcelaine, on obtenait un léger résidu d'un blanc à peine jaunâtre, que le nitrate d'argent neutre faisait passer à l'état d'arséniate d'argent rouge-brique.

---

(5) Nitrate de potasse apporté de Paris, et dont la pureté n'a pas été constatée, en commun, par **MM.** les experts du pays.

(6) Même observation qu'à la note précédente.

Examen de la chair musculaire enlevée de la cuisse gauche du cadavre.

Cette portion de muscles, dont le poids dépassait à peine 500 grammes, a été soumise, pendant quatre heures, à l'ébullition dans une capsule de porcelaine, avec de l'eau distillée. Le liquide refroidi, séparé de la graisse et passé à travers un linge préalablement lavé, a été évaporé jusqu'à siccité et carbonisé par l'acide nitrique. Le charbon provenant de cette petite quantité de chair musculaire, a été traité par l'eau distillée bouillante, pendant une heure ; le liquide filtré mis dans l'appareil de Marsh n'a pas décélé de traces appréciables d'arsenic métallique (7).

La quantité de matière, sur laquelle nous opérions, nous a paru trop faible, pour que nous ayons jugé nécessaire d'agir sur la portion que l'eau n'avait point dissoute.

Pour compléter nos recherches, nous avons cru devoir, en outre, procéder à l'examen de la portion du linceul que contenait un des vases qui nous avait été remis, ainsi que d'une partie des terres dont nous avons déjà fait mention.

Examen de la portion du linceul.

Elle avait été extraite de la bière, au moment de l'exhumation, et était imprégnée d'un liquide d'apparence sanguinolente ; nous l'avons fait bouillir dans une capsule de porcelaine, avec de l'eau distillée, et un décigramme de potasse à l'alcool. La liqueur filtrée et placée dans l'appareil de Marsh n'a point fourni d'arsenic.

Examen des terres.

La terre qui recouvrait immédiatement le cercueil a été soumise pendant six heures à l'ébullition avec de l'eau distillée. Le

---

(7) Mais si Laffarge est mort empoisonné, vous auriez dû trouver de l'arsenic dans la chair musculaire ; car d'après M. Orfila l'arsenic passe dans le sang !!!

liquide jaunâtre filtré et concentré par coopération, a été mis dans un appareil de Marsh, qui n'y a fait découvrir aucune trace d'arsenic métallique.

La terre prise au-dessous du cercueil, traitée comme la précédente, a donné une décoction de couleur brune foncée, que nous avons évaporée jusqu'à siccité et carbonisée par l'acide nitrique pur concentré. Le charbon a subi l'action prolongée de l'eau distillée bouillante : nous avons obtenu un liquide que nous avons filtré, introduit dans l'appareil, et dont nous n'avons pas retiré d'arsenic (8).

Toutes les opérations dont les détails précèdent ont été faites, avec les mêmes réactifs qu'avaient employés MM. les experts précédemment nommés par la Cour, réactifs de la pureté desquels nous nous sommes d'ailleurs assurés (9).

Indépendamment de ces précautions, nous avons constamment fait fonctionner les appareils de Marsh, pendant un temps suffisant, avant d'y introduire les matières suspectes ; et nous nous sommes convaincus qu'aucun d'eux ne donnait la plus légère trace d'arsenic.

Conclusions.

Il résulte de ces recherches que nous avons retiré de l'arsenic métallique, 1° de l'estomac, du liquide qu'il contenait et de la matière des vomissements, traités ensemble comme il a été dit

---

(8) Voyez la note 18 du rapport improvisé.

(9) Cette assertion est en contradiction formelle avec la révélation faite par M. Orfila, en tête de son rapport improvisé (voy. la note 1 de ce rapport) ; il est évident qu'après avoir épuisé les réactifs de ces messieurs, M. Orfila a employé la potasse, et surtout le nitrate de potasse apporté de Paris. Pourquoi cacher cette circonstance dans le rapport écrit ?

plus haut ; 2° des débris des viscères thoraciques et abdominaux sur lesquels nous avons opéré.

Cet arsenic ne peut provenir ni des réactifs, ni des vases employés aux expériences ci-dessus décrites.

Il ne fait pas non plus partie de l'arsenic contenu naturellement dans le corps de l'homme. En effet, par les procédés mis en usage dans nos recherches, il est impossible de déceler la plus légère trace de cet arsenic dans les viscères sur lesquels nous avons expérimenté.

Ce rapport écrit donne infiniment moins de détails que le rapport improvisé. Et cependant c'est sur le rapport écrit, et non sur le rapport oral, que **MM.** les jurés auraient dû former leur conviction. Des jurés non chimistes auraient besoin d'être mis un peu plus au fait de ces énigmes chimiques. Je doute qu'un seul d'entre eux ait pu se faire une idée suffisante, de la marche de ces opérations, et de la valeur des inductions que les experts en tirent.

TROISIÈME SECTION.

Discussion chimico-légale sur la valeur judiciaire de ces deux rapports ; et résultats de l'enquête que la défense m'avait chargé de faire à Tulle et à Limoges.

S'il est, dans toute cette affaire, une vérité incontestable, c'est qu'avant le rapport des experts de Paris, l'acquittement de Marie Cappelle était assuré ; car il était démontré, par l'expertise de Tulle, que le corps du délit n'existait pas. Donc la déclaration du jury qui a frappé Marie Cappelle, est la conséquence de l'impression produite par le rapport des experts de Paris, sur l'esprit des jurés.

Mais les jurés n'étaient pas compétents pour décider entre deux expertises contradictoires. Sur quoi se sont-ils fondés, pour donner la préférence aux déclarations de la dernière? Evidemment sur l'autorité d'un nom et d'un éloge! onze experts leur ont offert moins de garantie qu'un seul! Ce précédent, je ne crains pas de le déclarer, est d'un fâcheux augure; et chacun me pardonnera de chercher à le discuter avec une certaine sévérité. Afin d'offrir, le plus que je pourrai, de points de repos, à l'esprit de ceux qui me feront l'honneur de me lire, je diviserai mes observations par demandes et réponses.

DEM. En supposant que les taches obtenues par les experts de Paris soient réellement des taches arsenicales, leur nombre représenterait-il une masse assez forte, pour signifier la préexistence d'un empoisonnement arsenical?

NON. M. Orfila qui, dans son improvisation, avait annoncé, pour ainsi dire, des masses d'arsenic extraites du corps de Laffarge, a fini par en évaluer le poids à un demi-milligramme; et il a eu tort de préciser ce poids; car ces taches sont impondérables à nos instruments de précision; je les ai vues et examinées.

Si Laffarge avait succombé à un empoisonnement par l'arsenic, et que, ainsi que l'admettait l'accusation, il eût été, pendant sa longue maladie, nourri, gorgé, pour ainsi dire, d'arsenic, les assiettes n'auraient pas suffi à recueillir les taches qui auraient plu de l'appareil de Marsh.

Or onze experts, opérant tous ensemble avec cet appareil, et d'après toutes les règles de l'art, n'obtiennent pas les moindres traces d'arsenic;

Trois experts de Paris, (et s'il est démontré que deux d'entre eux n'étaient venus que sur le choix du troisième), un seul expert, adoptant, de point en point, les procédés suivis par MM. les experts du pays, obtient, des mêmes matières, une quantité appréciable d'après lui, mais infiniment petite. Qu'est devenu l'arsenic ingéré dans le corps de cet infortuné?

D'après M. Orfila, il doit passer dans le sang, c'est-à-dire imprégner tous les organes;

D'après lui, le foie est la glande qui en absorbe les quantités les plus considérables. Or, dans l'enquête que nous avons faite, quelques experts nous ont assuré qu'un essai tenté par M. Orfila sur le foie isolément, n'y a pas constaté la moindre trace d'arsenic; il a fallu le réunir aux autres viscères, par une seule et même opération, pour ne pas être obligé de le défalquer de la liste des organes qui ont paru fournir de l'arsenic.

D'après Valentin Rose, c'est dans les parois stomacales qu'il suffit de rechercher les traces d'arsenic provenant d'un empoisonnement. Or les chimistes du pays n'en retrouvent pas même des traces dans l'analyse de cet organe; et ce n'est qu'en opérant en masse, sur cet organe et autres matières, telles que celles du vomissement, que les experts de Paris croient en retirer une quantité indéterminable!

Comment expliquer cette anomalie, dans le système d'un empoisonnement par l'arsenic? En soutenant, comme l'a fait dans une autre occasion M. Orfila, que tout l'arsenic à pu passer par les urines? ou bien, comme vient de le publier un journal de chimie, que l'arsenic a pu passer par les pores de la transpiration cutanée?

Le public a ri ou plutôt gémi de ces explications, qui ont l'air de faux-fuyants, et qui ne tendraient à rien moins qu'à permettre d'assurer devant la loi, que l'absence complète du poison dans le corps de la victime présumée, ne serait désormais plus une preuve suffisante de l'innocence de l'accusé.

Du reste cette explication est en opposition flagrante avec toutes les expériences entreprises sur les animaux vivants, et avec tous les principes de la physiologie et de la médecine légale.

Je le répète, si Laffarge avait été gorgé d'arsenic, il n'aurait pas été besoin de recourir à des procédés fort délicats d'analyse, pour retrouver les traces de l'empoisonnement; et, si l'on s'était servi de procédés d'une grande sensibilité, l'auditoire eût été effrayé du nombre d'assiettes, qui eussent été dépositaires des taches obtenues, même en n'opérant que sur le quart des matières employées.

Dem. En admettant, par hypothèse, que les taches obtenues par les experts de Paris, représentent une quantité d'arsenic préexistante dans le corps de Laffarge, n'est-il pas permis d'expliquer la présence de ce métal dans le cadavre, autrement que par le fait d'un empoisonnement?

Rép. L'arsenic ne donne la mort que sous une certaine forme, et administré en une certaine quantité. Sous certaines formes et en quantité minime, il peut séjourner, dans le corps, d'une manière inoffensive et quelquefois utile. Les préparations arsenicales figurent dans le *codex*, comme pouvant être administrées à l'intérieur et à l'extérieur;

Or nul n'a constaté que, pendant son séjour à Paris, Laffarge n'ait pas été traité par cette méthode.

La respiration pulmonaire, dans certaines usines, est capable d'introduire, dans le corps, des quantités appréciables d'émanations arsenicales. Les minerais de fer du Limousin ne sont certes pas exempts d'arsenic ; et Laffarge était maître de forges, s'occupant activement d'expériences propres à donner une plus grande extension à son exploitation.

' Soutenir que l'arsenic, ingéré dans l'estomac, passe dans le sang, à travers les parois de ce viscère, et qu'il ne saurait passer dans l'appareil circulatoire, à travers les parois infiniment plus minces et plus vasculaires de l'organe pulmonaire ; ce serait soutenir une idée contradictoire dans les termes, ce serait admettre le moins, et nier le plus ; ce serait nier les empoisonnements miasmatiques. Si l'on peut espérer de retrouver, par l'analyse, le poison ingéré par l'estomac, il est logique de conclure que l'analyse sera également en état de retrouver le poison aspiré par l'organe pulmonaire. Et dès lors, comment remonter à l'une ou l'autre origine, quand on ne parvient, après les efforts les plus difficiles, qu'à éliminer, d'un cadavre, des traces impondérables d'arsenic ? On peut prétendre à de tels tours de force, dans la conversation intime. Quelle suffisance d'esprit ne deviendrait pas timide et réservée, quand il s'agit, devant un jury, de déposer, sous ce point de vue, un témoignage de mort ?

Et si cette quantité provient d'un cadavre exhumé huit mois après la mort ! ici, proclamons-le à son de trompe, malheur à l'expert qui, au lieu de s'arrêter à l'énoncé du fait matériel, en tirerait la conséquence que le défunt est mort empoisonné !

Malheur à notre jurisprudence, si elle laissait jamais passer un tel précédent dans ses fastes ; car dès ce moment la calomnie n'aurait pas beaucoup de peine à fournir les preuves les plus écrasantes contre un innocent. Donnez-moi un foret de la longueur suffisante et une heure de temps, et dans le premier cimetière venu, je vous démontrerai comment elle s'y prendrait, pour déposer son témoignage imposteur dans les entrailles de la fosse; et vous jugerez ensuite comment l'analyse parviendra à constater l'empoisonnement devant la justice! Les preuves jailliront en gerbes arsenicales de l'appareil de Marsh.

Mais laissons de côté l'hypothèse fort réalisable de la malveillance, et ne nous attachons qu'à l'action des phénomènes naturels; nous découvrirons que la terre des cimetières n'est pas toujours exempte d'arsenic, qu'auprès de toutes les habitations, la terre végétale est exposée à renfermer, de temps à autre, des traces et même des quantités fortement appréciables de combinaisons arsenicales.

J'ai déjà signalé plus haut le papier peint, en tout ou en partie, avec l'arsénite de cuivre, les débris de boiseries peintes en vert, rebuts que l'on jette au fumier, que la terre dévore et s'assimile, et dont les infiltrations pluviales sont dans le cas de porter les sels, à des profondeurs plus ou moins considérables, et dans les entrailles du cadavre le plus hermétiquement enseveli dans un cercueil en bois. J'ai eu l'occasion, dans les notes dont j'ai accompagné le rapport des experts de Paris (*pag.* 87, *note* 8), de signaler la faiblesse des inductions que les experts ont tirées de l'analyse d'un peu de terre prise au dessus et au dessous de la fosse; en vérité, quand on parle en présence d'une Cour d'assises, après avoir fait serment de dire toute la vérité, il serait bon de ne pas ajouter une telle importance à des opérations aussi mesquines et à des conclusions aussi puériles. Je ne reviendrai pas ici sur ce point que je n'aborde, je l'avoue, qu'avec un certain sentiment de pitié, pour ne pas dire de terreur.

Eh bien! si toutes ces explications sont tout aussi possibles que celle d'un empoisonnement, n'admettre de préférence que celle d'un empoisonnement, c'est faire de l'arbitraire en chimie; et cet arbitraire est dans le cas, en justice, de frapper de mort un innocent!

Pesons bien cette donnée, l'une des mille qui se présentent à l'esprit; un seul fragment de papier peint de quelques centimètres de côté, en se glissant par hasard entre le linceul et le cadavre, peut faire que l'exhumation juridique fournisse, par l'analyse, des taches considérables d'arsenic! Une seule parcelle du fumier des boues de ville, jetée sur la surface de la terre, peut fournir aux eaux pluviales, de quoi empoisonner après coup d'arsenic, tout un cadavre enfoui à quelques pieds au dessous du sol!!!

Ces deux exemples n'ont pas besoin de commentaires et nous dispenseront d'énumérer la foule des autres cas de ce genre, tels que ceux qui pourraient provenir des écoulements ou des transports des produits des manufactures, dont la spécialité est la fabrication des couleurs vertes, ou la teinture des toiles, ou enfin la fonte des métaux arsenifères; produits que le hasard, à l'insu de toutes les prévisions humaines, est en état d'amener sur un point donné, par mille et mille voies diverses;

Or, si, après la lumière et l'électricité, il est en chimie, une entité impondérable, insaisissable et incalculable, c'est certainement la puissance indéfinie du hasard!

Rappelons-nous que les matières soumises à l'analyse des experts de Paris, provenaient les unes de l'exhumation ordonnée huit mois après la mort, et les autres des matières extraites par la première autopsie, et abandonnées ensuite, sans aucune des précautions usitées en ce cas, à tous les accidents du transport, et, pendant huit mois, à toute l'incurie que les débats ont fait connaître; et, dès ce moment, il sera aisé de conclure que, dans le cas où cette faible quantité d'arsenic proviendrait réellement des matières extraites du cadavre, il n'est pas permis de tirer de ce fait la preuve d'un empoisonnement par l'arsenic.

Dem. Quelle est, en médecine légale, la valeur des indications fournies par l'appareil que Marsh a inventé en 1836 (voy. page 64)?

Rép. On savait déjà que l'hydrogène qui se dégage, par la réaction de l'acide sulfurique sur le zinc, dans l'eau, a, pour l'arsenic qu'il y rencontre à l'état de solution, une telle affinité, qu'il suffit d'enflammer le gaz qui se dégage, afin que l'arsenic de l'hydrogène arseniqué se dépose sur les parois de l'éprouvette, soit à l'état métallique, soit à l'état d'oxidation.

Profitant de cette donnée, Marsh eut l'idée d'effiler, pour ainsi dire, l'ouverture de l'éprouvette, de ne laisser à l'hydrogène qu'un passage de deux millimètres, en sorte qu'il fût possible de recueillir, sur une surface de porcelaine, en allumant ce faible jet d'hydrogène, les plus faibles quantités d'arsenic dont ce gaz, en se dégageant, et en traversant le liquide d'essai, aurait pu s'emparer. Ainsi que cela arrive au début de toutes les découvertes, Marsh avait donné à son appareil les formes assez compliquées d'un petit alambic; plus tard il vit bien qu'on pouvait le réduire aux dimensions d'une simple fiole de médecine, à laquelle il suffit d'adapter un tube coudé et effilé à l'extrémité horizontale.

On introduit le zinc en petites lames, l'acide sulfurique et une certaine quantité du liquide d'essai, étendu d'eau, dans le fond de la fiole ; il se produit une violente effervescence par le dégagement de l'hydrogène de l'eau décomposée ; on approche une allumette de l'ouverture du tube, le gaz s'enflamme ; si le liquide d'essai renferme de l'arsenic, il suffit d'approcher la surface d'une capsule de porcelaine de la flamme, pour qu'on en voie le dard étaler, sur la porcelaine, une tache gorge de pigeon, que l'on suppose dès lors être arsenicale.

Dans le principe, on prononça, sans plus ample examen, que cette tache ne pouvait être qu'arsenicale.

Thomson fit voir que l'antimoine en donnait aussi d'analogues par cet appareil ; dès ce moment il devint nécessaire de procéder à l'analyse de ces taches, pour s'assurer si celles qu'on obtient, d'un liquide d'essai, sont arsenicales, ou antimoniales ; or plus ces taches là sont faibles, moins leurs caractères distinctifs sont saillants.

J'ai signalé ailleurs un des cas possibles, où l'appareil de Marsh est en état de fournir des taches analogues, en l'absence de l'antimoine ou de l'arsenic (1).

Or, je crois avoir fait voir que, dans ce cas, les réactifs se comporteraient avec les unes, de la même manière qu'avec les autres.

En effet les réactions destinées à faire reconnaître les taches d'arsenic se réduisent à quatre principales :

____

(1) Voyez *Procès de Dijon.*

1° Les taches d'arsenic sont miroitantes et d'un aspect métallique.

Mais elles n'offrent pas toujours ces deux caractères, et on les obtient souvent jaunâtres et d'un caractère indécis.

Or il est des substances phosphatées qui peuvent s'étaler, par l'action du dard de la flamme, en taches jaunes, et même en taches du reflet métallique le plus trompeur.

2° Ces taches d'arsenic sont volatilisables par l'action de la flamme qu'on darde sur elles.

Nos taches hypothétiques et non arsenicales le seraient aussi par le même traitement.

3° Les taches arsenicales se dissolvent dans l'acide nitrique concentré,

Les taches non arsenicales s'y dissoudraient de même.

4° Enfin une goutte de nitrate d'argent appliqué sur le résidu de l'acide nitrique évaporé, offre tout-à-coup un précipité rouge de brique sablonneux. Mais d'abord ce précipité est inappréciable aux yeux dans le plus grand nombre de cas ; et puis, il est, dans la nature, des mélanges de substances, autres que l'arsenic, capables de donner, par le nitrate d'argent, un précipité rouge de brique.

Aussi pendant quelque temps on avait attaché une grande importance à la réaction du nitrate d'argent, pour distinguer les taches arsenicales des autres taches possibles. Mais on a fini par être un peu plus réservé, sur la constance et la valeur de ce caractère ; et dans l'affaire Rigal à Alby (mai 1840) M. Orfila lui-même en était arrivé à ne considérer ce caractère, que *comme un caractère de luxe* (je me sers de ses expressions]; en sorte qu'en son absence, disait-il, et avec les trois premiers caractères seuls, il eût été permis de prononcer qu'une tache donnée était arsenicale. Personne sans doute ne se serait attendu à une conséquence semblable ; mais il est convenu qu'en chimie légale, on n'est pas obligé d'adopter en toute circonstance les mêmes formes de raisonnement.

Il faut avouer que rien n'est plus inconstant que ce caractère, sur les taches les plus authentiques d'arsenic. La moindre impureté de l'acide nitrique prête au résidu traité par le nitrate d'argent, une réaction qui n'est plus rouge de brique, et qui souvent est tout le contraire ; il en est de même, si le nitrate d'argent renferme des corps étrangers. Je m'expliquerai à ce sujet plus catégoriquement encore dans un travail spécial, dont j'aurais pu produire les résultats devant la Cour d'assises, si le temps m'avait permis de me faire entendre (voy. le *compendium* final).

Ainsi on obtient des taches ! et la science permet en plusieurs cas de douter que ces taches soient vraiment arsenicales !!! Comment la justice, incompétente sur ce point de la question qui lui est soumise, oserait-elle prononcer ?

Mais en admettant que ces taches soient réellement arsenicales, tous les doutes ne sont pas levés par ce résultat, alors même que ce résultat, incontesté et incontestable, a été mûrement obtenu. Car il est démontré aujourd'hui que ces taches peuvent provenir des vases, des réactifs eux-mêmes. Les creusets, dans lesquels on brûle la substance incriminée ou suspecte d'empoisonnement, peuvent être faits avec une pâte arsénifère. Le zinc est très-souvent arsenical. L'acide sulfurique est aussi dans le cas de renfermer des quantités appréciables d'arsenic.

Il devient dès lors nécessaire de vérifier préalablement

et de la manière la plus minutieuse, la pureté de chaque ustensile et de chaque réactif.

J'ai par devers moi l'assurance qu'on procède en général un peu superficiellement à cette vérification, dont pourtant l'importance ne sera contestée par personne :

Ainsi on éprouve un petit quart d'heure l'appareil en fonction, pour observer si, seul et sans la substance suspecte, il ne donnerait pas quelques taches arsenicales provenant du zinc ou de l'acide sulfurique.

Mais qui ne voit qu'une lame de zinc peut être pure d'arsenic, sur les premières couches que l'acide ronge, dans le premier quart d'heure, et infectée pourtant d'arsenic, dans les couches les plus profondes que l'acide n'attaquera qu'après ? Qui ne comprend qu'une combinaison arsenicale peut occuper, dans l'acide sulfurique en repos, les couches de liquide du fond, plutôt que les couches supérieures, en sorte qu'en déversant doucement les couches supérieures dans l'alambic de Marsh, on n'y introduira la première fois rien de cette quantité arsenicale, que le mouvement fera monter ensuite à la surface, lorsqu'on aura à déverser l'acide une seconde fois.

Et puis les vases monstres, dans lesquels on a la prétention de faire dissoudre tout un cadavre, de combien d'impuretés ne peuvent-ils pas être dépositaires à l'insu, et malgré toutes les précautions les plus minutieuses du chimiste ? Or la plus faible impureté arsenicale est dans le cas de se traduire, en larges et nombreuses taches, en passant à travers l'appareil de Marsh !

Sait-on en outre ce qu'il faudrait d'imprévoyance, pour obtenir un résultat trompeur ? il suffirait de promener sur la portion la plus limitée des parois de la marmite, le bout du doigt qui aurait tenu un instant serrées des parcelles d'acide arsénieux ; il suffirait d'essuyer le vase, avec le linge, qui par mégarde aurait été déposé dans certains coins d'un laboratoire !

Qui oserait avancer que de pareilles imprévoyances ne puissent pas être commises, lorsque, pour se rendre plus promptement aux vœux d'une Cour d'assises, et dans un laboratoire improvisé, on arrive, en vingt-quatre heures, à achever une analyse, dont la défense est là à attendre les résultats, avec la terreur que doit inspirer un oracle qui n'est compris que par lui-même ?

Enfin on en est convenu, dans cette affaire (voy. pag. 92, notes 26-31), les indications de l'appareil de Marsh offrent des intermittences telles, que le dégagement arsenical est dans le cas de cesser et de reprendre tour à tour. Qui peut dire, lorsqu'on cherche à s'assurer de la pureté du réactif, que le résultat négatif de la recherche de l'arsenic, ne soit pas l'effet de l'une de ces intermittences ? Comment donc, en allant si vite, peut-on être assez sûr de la pureté de ses réactifs, pour asseoir une déclaration solennelle d'empoisonnement, sur l'apparition de quelques faibles taches d'apparence arsenicale, à une époque tardive de l'expertise ?

DEM. Mais les taches obtenues à Tulle, par M. Orfila, peuvent-elles, sans aucune espèce de doute, être considérées comme des taches arsenicales ?

RÉP. La réponse à cette première question résultera des renseignements qui me sont parvenus, par l'enquête que j'ai été chargé de faire, pendant mon séjour à Tulle.

Le dimanche, 20 septembre, je me rendis au greffe du

8.

tribunal de Tulle, accompagné de M° Bac ; et là , sous les yeux du greffier, nous procédâmes à l'inspection des trois assiettes que l'on avait, sur une observation de M. Bussy, et sur l'ordre de la Cour, recouvertes chacune d'un couvercle de verre. Lorsque nous nous présentâmes au greffe, on venait de coller le couvercle à l'assiette par les bords, avec une bande de papier ; la colle était encore toute fraîche. Chaque assiette portait, en dessous, l'indication de l'opération dont elle était le produit , en écriture cursive. Je vais les désigner, pour faciliter les renvois, par tout autant de lettres de l'alphabet.

1° *Assiette A intitulée : Arsenic retiré de la décoction des viscères.*

Cette assiette ne renferme que quatorze (1) petites taches, ayant à peine en moyenne (vues et mesurées à travers la lame de verre), environ deux millimètres et demi de diamètre ; elles n'affectent toutes que la même couleur, c'est un jaune tirant sur le gris ; et leur miroitement ne provient que de la surface de la porcelaine, dont, sous certains jours, elles dérobent, elles ternissent à peine aux yeux le reflet ; ces taches sont éparpillées sur le fond de l'assiette.

2° *Assiette B intitulée : Arsenic retiré de l'estomac et des matières vomies.*

Une trentaine de taches éparpillées sur le fond de l'as-

---

(1) Je ne crois pas me tromper sur le chiffre 14 ; cependant il serait possible que le chiffre noté par M° Bac soit 24.

siette, dont la plus grande ne dépasse pas trois millimètres (vues et mesurées à travers la lame de verre qui recouvre l'assiette), et dont la plus petite n'atteint pas un millimètre et demi. Elles sont pour tout le reste semblables aux précédentes ; chacune d'elles n'est qu'un souffle , le souffle pour ainsi dire du moribond , que l'on recueille sur une glace.

Ces deux assiettes , ainsi qu'on s'en assurera par les procès-verbaux de l'expertise (page 82, note 7-8), ont été obtenues au moyen de l'acide nitrique.

3° *Assiette C intitulée : Matières traitées par le nitrate de potasse.*

Tout change d'aspect, de largeur et de nombre sur cette assiette.

Sur le fond de l'assiette , cinquante taches larges de six millimètres au moins en moyenne (vues et mesurées à travers le couvercle de verre) ; et trois d'entre elles contournées et frangées en barbes de plume sur un des bords ; ces trois dernières atteignent jusqu'à quatorze millimètres de long. Sur les bords de l'assiette , quatre-vingt-dix taches dont la moyenne (mesurées par le même procédé) est de cinq millimètres au moins.

Ces larges taches sont toutes fortement miroitantes et gorge de pigeon , d'un bleu métallique sur le centre , se nuançant en jaune violâtre sur les bords.

Il y a entre les taches des deux premières assiettes d'un côté , et celles de la troisième de l'autre , la même distance

Je me suis demandé, en les voyant, comment il a pu se faire que les unes et les autres proviennent de l'analyse des matières du même cadavre! Comment ces matières qui, deux fois de suite, n'avaient donné que des taches insignifiantes, aient tout-à-coup fourni une pluie si abondante de larges et magnifiques taches arsenicales?

La difficulté qui me frappait, et qui est de nature à embarrasser tous les chimistes, a passé inaperçue dans les rapports improvisés ou écrits de MM. les experts de Paris ; ils ne l'ont pas même signalée indirectement.

Et en relisant les deux rapports, après avoir vérifié, de mes propres yeux, cette différence énorme, la difficulté n'a fait que grandir encore dans mon esprit.

En effet, d'où proviennent les deux premières assiettes A et B?

De la portion soluble et liquide des matières soumises, après l'exhumation juridique de septembre, à l'analyse chimique.

D'où provient la troisième C?

De la portion solide de ces mêmes matières, de celle qui était restée sur le filtre.

Mais ces matières solides auraient dû donner moins d'arsenic que les matières liquides! Car, d'après M. Orfila, l'arsenic passe facilement dans les liquides. Il passait premièrement, d'après lui, dans le sang; puis il a passé par la transpiration, maintenant il peut passer tout entier par les urines ; d'après lui on n'en trouve jamais dans la chair musculaire ; si M. Couerbe assure en avoir trouvé dans

les os, M. Orfila répond qu'il doit y être en quantité minime.....

Donc, les parties solides, d'après lui, dans le cas d'un
empoisonnement, sont moins riches en arsenic que les parties liquides.

Que sera-ce, dans le cas d'un empoisonnement qu'on
cherchera à constater, sur un cadavre exhumé huit mois
après la mort ? N'est-il pas évident que les produits ammoniacaux de la putréfaction auront, pendant toute cette
époque, dépouillé toutes les parties solides de la quantité d'arsenic que celles-ci auraient pu recéler, en dépit de la
loi générale admise par la théorie de l'expertise ! Car enfin,
l'ammoniaque n'est-il pas le succédané de la potasse, dont nous
nous servons, dans nos laboratoires, pour dissoudre les
chairs et les viscères, et transformer l'arsenic, qui a pu se
combiner avec les solides, en arséniates solubles?

Dans le cadavre de Laffarge, tout l'arsenic présumé aurait donc dû passer dans les liquides; et l'analyse aurait
dû trouver, dans ceux-ci, une plus grande quantité d'arsenic, que dans les résidus solides lavés sur le filtre.

Cette dernière observation a une importance tout-à-fait
indépendante de la théorie infiniment élastique et complai-
sante que professe l'expert de Paris; car l'arsenic d'un
empoisonnement tend de plus en plus, dans un cadavre, à
passer à l'état soluble, tant que la bière reste intacte, et
que la terre ne s'y glisse pas.

Eh bien ! c'est tout le contraire des faits ordinaires, et
de sa théorie même, que découvre l'expert de Paris, dans
sa dernière analyse!!! Ce qui m'étonne le plus, sur ce point,
c'est qu'il n'ait pas cru devoir aborder et signaler cette

difficulté, dans une seule phrase de son importante improvisation;

En la relisant, en effet, dans les journaux, il n'est personne qui puisse prendre la moindre idée des énormes différences, que je signale ici, entre les divers produits de ces trois assiettes.

On me répondra peut-être que les deux premières assiettes A et B proviennent des matières traitées par l'acide nitrique, et que l'assiette C, au contraire, provient des matières traitées par le nitrate de potasse.

Mais rien n'est moins démontré que l'emploi du nitrate de potasse soit un moyen plus puissant que celui de l'acide nitrique, pour révéler, à l'aide de l'appareil de Marsh, des quantités arsenicales. On voit tour à tour, et selon les diverses affaires, M. Orfila préférer l'acide nitrique au nitrate de potasse, puis le nitrate de potasse à l'acide nitrique. Pour moi, si l'on a recours aux creusets de Hesse, pour incinérer la matière suspecte, je suis porté à croire que le nitrate de potasse est dans le cas d'introduire, dans la matière, une certaine quantité d'arsenic, étrangère à toute espèce d'empoisonnement.

Quoi qu'il en soit, il est évident que nous n'avons aucune raison de penser que le nitrate de potasse soit un réactif plus puissant que l'acide nitrique, dans un empoisonnement par l'arsenic. Si une matière renferme de l'arsenic, l'emploi de l'acide nitrique le décèlera aussi puissamment que le nitrate de potasse; et il sera moins suspect, quand sa pureté aura été parfaitement constatée, d'introduire, dans la matière d'essai, de l'arsenic étranger à un empoisonnement quelconque.

Mais enfin, comment se fait-il, dans le cas qui nous occupe, que l'emploi du nitrate de potasse ait fourni non-seulement une quantité quarante fois plus considérable d'arsenic, mais encore des taches d'un aspect tout différent, et dont les réactions, quoique le rapport ne le dise pas, paraissent, d'après mon enquête, avoir présenté des énormes différences. Je ne le conçois pas, et quiconque prendra la peine de revoir ces trois assiettes au greffe de Tulle, éprouvera la même difficulté que moi à le concevoir. J'ai dû dès lors chercher à éclaircir cette difficulté, par les renseignements que pouvaient me fournir les experts du pays, qui avaient assisté à cette dernière expertise, en qualité de simples et bénévoles spectateurs; car l'expert de Paris n'avait permis, à nul d'entre eux, un rôle plus actif, dans cette opération légale.

Voici les résultats de cette enquête privée; je les transmets à l'opinion publique avec confiance; et j'appelle sur ce point une enquête judiciaire, la seule qui puisse donner à ces divers témoignages un caractère authentique et légal.

Enquête sur le procédé, au moyen duquel ont été obtenues les taches qu'offrent éparpillées les trois assiettes déposées au greffe de Tulle, et sur les résultats de l'analyse de ces taches.

1re QUESTION. Au moyen de quel procédé les taches des deux assiettes A et B ont-elles été obtenues?

RÉPONSE. Au moyen de l'acide nitrique pris parmi nos réactifs. Quinze fois de suite, nous avons en vain approché l'assiette de porcelaine: pas la moindre tache d'arsenic! à la seizième, M. Orfila prend une assiette, et de petites taches se manifestent sur la surface de porcelaine. Sur une seconde assiette, de même.

2ᵉ Quest. Au moyen de quel procédé ont été obtenues les larges taches gorge de pigeon de la troisième assiette ?

Rép. Au moyen du nitrate de potasse apporté de Paris par M. Orfila.

3ᵉ Quest. Avez-vous été appelés à constater la pureté qu'offrait ce réactif ?

Rép. Non, M. Orfila nous l'a garantie.

4ᵉ Quest. N'avez-vous pas été étonnés de la différence de ce troisième résultat avec les deux autres ?

Rép. Oui, nous l'avons même fait observer à M. Orfila ; nous avons soupçonné que cette différence pouvait bien provenir de l'impureté du nitrate de potasse ; et l'un de nous a demandé à s'assurer du fait expérimentalement. M. Orfila a dit alors : *Mais, Messieurs, si cette expérience vous paraît douteuse, abandonnons-la.* A ces mots M. Bussy a répondu : *Mais alors, il faudrait aussi abandonner les deux autres assiettes ; car à elles seules, elles ne sauraient constituer matière à une accusation d'empoisonnement* (1).

5ᵉ Quest. Cependant rien de tel n'a été avoué par M. Orfila, ni dans son rapport oral ni dans le rapport écrit ; et le produit de cette assiette a été soumis à la Cour, comme une preuve au moins égale à l'autre, de l'existence d'un empoisonnement ?

______

(1) A Tulle, deux personnes, dont je ne me rappelle plus le nom, m'ont certifié que, quelques heures après son improvisation, M. Orfila se reprochait assez haut d'avoir été un peu trop affirmatif dans ses conclusions, et promettait de les modifier le lendemain, dans le rapport écrit ; et si l'on veut confronter le rapport écrit avec le compte-rendu de l'improvisation, tel que le donnent les divers journaux, on s'assurera que les modifications apportées au rapport oral, dans le rapport écrit, sont plus graves qu'elles n'en ont l'air, à la première lecture.

Rép. Il ne nous appartient pas d'expliquer cet oubli ; nous garantissons le fait, et nous vous promettons de le répéter et de le signer, à la première sommation qu'on voudra bien nous en faire. L'un des experts assistants même, M. Dubois père, a manifesté en pleine audience, sur le rapport de M. Orfila, des doutes dont les journaux ont trèsmal rendu la gravité.

6ᵉ Quest. Qu'est devenu le restant du nitrate de potasse, au moyen duquel ont été obtenues les taches de la troisième assiette ?

Rép. M. Orfila a fait cadeau, à M. Bori, jeune pharmacien de Tulle, de tous les réactifs qu'il avait apportés de Paris, à l'exception de :

son zinc,

sa potasse à l'alcool,

et du nitrate de potasse, au moyen duquel ont été obtenues les taches de la troisième assiette.

Ces trois réactifs ne valaient pas cinquante centimes ; il a refusé d'en compléter le cadeau !

Nous ajouterons à cette circonstance un fait dont le sens nous a échappé :

Deux ou trois jeunes pharmaciens de la Corrèze, chargés de procéder à une expertise légale d'empoisonnement, et portés sans doute, d'après la dernière expérience de M. Orfila, à accorder, à l'emploi du nitrate de potasse, une supériorité marquée, lorsqu'il s'agit d'éliminer des traces arsenicales, demandèrent à M. Orfila, s'ils ne feraient pas bien de s'en tenir à ce procédé, par le nitrate de potasse. *Je ne vous le conseille pas,* a répondu M. Orfila (1).

____

(1) Cela signifie en chimie : *tous les nitrates de potasse ne*

7ᵉ **Quest.** M'autorisez-vous, et je vous le demande devant ces deux Messieurs, à publier au besoin les révélations qui m'expliquent une analyse, jusque-là inexplicable à mes yeux ?

Rép. Nous vous en donnons l'autorisation pleine et entière.

8ᵉ **Quest.** Je vois dans les deux rapports, l'un oral et l'autre écrit, que les trois assiettes de taches ont donné également les mêmes indications par les réactifs, et que les taches faibles et insignifiantes des deux assiettes A et B ont été précipitées en rouge de brique, par le nitrate d'argent, tout aussi bien que les taches larges bleues, et gorge de pigeon de la troisième C. Avez-vous été témoin de ce fait ?

Rép. Quant à la troisième assiette C, le fait est incontestable ; quant aux deux autres, l'un de nous a cru distinguer quelque chose de briqueté, mais les deux autres n'ont rien vu de semblable ; ces taches traitées par l'acide nitrique ont laissé par évaporation un résidu jaunâtre, que laisse presque toujours l'acide nitrique ; lorsque M. Orfila a eu appliqué, sur ce résidu, la goutte de nitrate d'argent, cet expert nous en montrait la réaction, en nous disant : *Voyez-vous comme le jaune vire au rouge de brique ?* Le plus jeune d'entre nous lui a déclaré ne rien distinguer de semblable, et ne voir, dans cette réaction, que ce que le nitrate d'argent produit toujours sur le résidu laissé, par toute espèce d'acide nitrique, en l'absence de l'arsenic. Dans son rapport, M. Orfila n'était sans doute pas tenu de consigner ces observa-

---

posèdent pas la même puissance de réaction ; n'y comptez pas trop.

tions, nous n'avions nullement droit de vote ; mais ces observations lui ont été faites plusieurs fois.

9ᵉ Quest. Est-ce M. Orfila qui a eu la haute direction de l'analyse, dans tout le cours de cette opération ?

Rép. M. Ollivier (d'Angers) n'était point venu en qualité de chimiste, mais seulement de médecin, et l'expertise n'a eu rien de médical à constater ; les débats n'exigeaient ni une autopsie ni une exhumation juridique. Quant à M. Bussy, il a assisté M. Orfila, mais il ne nous a nullement paru avoir le droit de s'ingérer dans la direction de l'opération chimique ; et nous devons déclarer que jamais il ne s'est permis de placer même un charbon sur le feu, sans avoir pris l'avis de M. Orfila lui-même. M. Orfila agissait au contraire de son propre mouvement.

N. B. A la suite de cette enquête, j'ai dû prendre des renseignements sur la manière dont avaient opéré les trois experts de Limoges, assistés des huit experts de Brives et de Tulle ; et je certifie que les procédés suivis par eux auraient décélé la présence de l'arsenic, si le cadavre de Laffarge en avait contenu provenant d'un empoisonnement. La moralité de ces experts est établie dans le pays, par l'ancienneté et la bonne renommée de leurs officines. Le plus jeune d'entre eux possède une instruction spéciale rare à son âge. Tous les trois s'étaient préparés de longue main aux difficultés de cette opération spéciale. La manipulation de l'appareil de Marsh leur était familière ; ils en raisonnent tellement bien les difficultés, qu'il est impossible qu'ils n'en aient pas une longue pratique (1).

____

(1) Avant de consigner ces résultats de mon enquête dans ce

CONCLUSION A DÉDUIRE DES PRINCIPES THÉORIQUES PRÉ-
CÉDEMMENT EXPOSÉS ET DE L'ENQUÉTE PRATIQUE QUE
J'AI FAITE A TULLE ET A LIMOGES.

1° L'assiette C obtenue par l'emploi du nitrate de potasse, doit être écartée comme suspecte d'erreur, et comme ayant été obtenue sans aucune des formalités de précautions, qu'exige une expertise chimique.

Il y a quelque chose d'inexplicable, dans un programme, qui propose d'épuiser tous les réactifs employés par les premiers experts ; et, dans le cas où les réactifs ne donneraient aucune indication affirmative, de prendre la liberté de tenter l'emploi de réactifs, dont personne n'a constaté la pureté d'une manière légale. A la première expression de cette pensée, si j'avais été appelé dès lors par la défense, j'aurais fait poser des conclusions, à l'effet d'obtenir de la Cour, que, séance tenante, tous ces réactifs apportés de Paris, fussent déposés sur le bureau, cachetés et étiquetés par la Cour, pour être soumis ensuite à la vérification contradictoire des deux expertises.

<hr>

mémoire, j'ai jugé à propos d'en donner un aperçu à la publicité, afin de provoquer à cet égard les explications contradictoires des personnes intéressées à me démentir. Il ne s'est pas élevé le moindre démenti dans la presse ; car je ne donnerai pas ce nom à une réclame anonyme, et pour ainsi dire furtive, qui renfermait deux impossibilités, pour faire croire à une réponse prochaine. Dans un cas aussi grave, une réponse qu'on diffère, est un subterfuge qu'on arrange (voy. *Gazette des Hôpitaux*, 26 septembre, 8 et 15 octobre 1840).

Je ne comprends pas que l'emploi du nitrate de potasse du pays n'ayant pas eu le pouvoir de révéler la présence de l'arsenic dans une substance, le nitrate de potasse d'un autre pays possède exclusivement ce privilége. Non ; je ne le comprends pas.

Ce que je comprends un peu mieux, c'est que lorsqu'après coup, des doutes s'élèvent sur la pureté du réactif, on n'ose pas trop avouer sa méprise ; qu'on entre en arrangement, pour ainsi dire ; qu'on propose d'abandonner cette pièce au procès ; que le lendemain, sans s'expliquer trop catégoriquement, on modifie ce qu'avait de trop affirmatif une improvisation de trois quarts d'heure ; qu'on remporte ensuite ce nitrate de potasse suspecté par quelques-uns.

Tous les hommes ne sont pas constitués de telle sorte, qu'ils puissent souvent convenir, du premier coup, de leurs méprises et de leurs torts (1).

____

(1) Ce n'est pas la première circonstance solennelle dans laquelle l'appareil de Marsh aurait donné des indications fausses, par la faute du réactif. Le 2 avril 1839, M. Orfila lut, à l'*Académie de Médecine*, un travail, résultant de près de deux cents expériences, pour démontrer que le bouillon pris dans les divers restaurants de la capitale, était arsenical.

Ce fait parut si étrange aux divers chimistes et médecins présents à la séance, qu'ils voulurent s'assurer de la pureté des réactifs, dont M. Orfila avait fait usage.

Il a été reconnu que l'arsenic, que M. Orfila avait attribué aux bouillons de la capitale, ne provenait que de l'arsenic de l'acide sulfurique du commerce, dont il s'était servi, pour alimenter l'appareil de Marsh. (Voy. Devergie, *Méd. légale*. Tom. III, pag. 449.)

On concevra par là, qu'il n'est pas besoin d'incriminer les in-

Mais il n'en est pas moins incontestable que cette troisième assiette doit être annulée aux débats !!!

Quel terrible précédent on laisserait passer, en expertise légale, si on se rangeait d'un autre avis !

Il est inutile, je crois, de faire observer que, dans ma conviction, à l'aspect et d'après tous les renseignements pris auprès des experts du pays, je n'ai aucune raison de penser que ces taches ne soient pas arsenicales.

2° Quant aux deux autres assiettes A et B, obtenues par l'acide nitrique, la question se complique;

Leur aspect n'offre pas la moindre analogie avec celles de la troisième assiette C. Leur analyse n'a pas donné, par le nitrate d'argent, le précipité rouge de brique, caractéristique de l'arséniate d'argent. Le rapport semble dire le contraire; mais les témoins les plus recommandables ont attesté le fait; et je suis porté à croire, que si l'on voulait à présent même recommencer cette réaction, en présence d'un jury légal de chimistes indépendants, aucun d'entre eux n'oserait certifier qu'il a vu un précipité caractéristique, c'est-à-dire un précipité sableux, rouge de brique, analogue à celui qu'on obtient, quand on verse une goutte de nitrate d'argent, dans une goutte d'acide arsénique.

---

tentions d'un expert, pour penser qu'il puisse, devant une Cour d'assises, en vingt-quatre heures, sous l'influence de l'émotion des débats, retomber dans une méprise qui lui était échappée déjà une fois, dans le silence du laboratoire, et pendant plus de deux cents essais, destinés à être soumis à l'appréciation d'un corps savant.

Je réitère ma protestation précédente; je n'incrimine ici les intentions de personne; j'explique les faits, telle est ma mission; mais je ne porte nulle accusation, telle n'est pas ma compétence.

En conséquence rien n'établit, même en adoptant la théorie un peu expéditive de la chimie légale, que ces taches soient réellement de l'arsenic. Il est facile d'en reproduire d'analogues, en appliquant çà et là, sur l'assiette, le bout du doigt imprégné d'une substance organique phosphatée, et promenant ensuite la flamme de l'hydrogène sur l'assiette : chaque impression du doigt pourra devenir une tache, de l'aspect et de la grandeur de celles que j'ai vues à Tulle, et se comporter comme elles aux réactifs. Que sera-ce, si le doigt avait eu à manier préalablement un fragment d'acide arsénieux? à la flamme de l'hydrogène, chacune de ces impressions prendrait l'aspect arsénical des taches de la troisième assiette, et donnerait alors le précipité rouge de brique par le nitrate d'argent.

3° En supposant que ces taches soient provenues de la substance déposée dans l'appareil de Marsh lui-même, rien ne prouverait encore qu'elles émanent de l'arsenic; car il est facile de concevoir, comme cas probable, qu'une substance volatile puisse un jour passer par la flamme d'hydrogène et venir tacher l'assiette, tout comme ferait l'arsenic. Dans les possibilités de la science, il y a des choses beaucoup plus difficiles à concevoir.

4° En admettant cependant que ces taches des assiettes A et B soient arsenicales, il ne serait pas permis en justice de fonder, sur leur présence, une accusation d'empoisonnement.

Un des experts l'a déclaré lui-même, selon les renseignements que m'a fournis l'enquête ci-dessus (pag. 123); et il n'est peut-être pas un seul chimiste, en France, qui osât, en justice, se ranger d'un autre avis, à cet égard.

Nous n'avons aucune série d'expériences entreprises dans

le but de savoir, si, à l'état normal, il ne pourrait pas se rencontrer des cadavres, en état de donner, par l'appareil de Marsh, des taches arsenicales. La théorie indique que le cas est plus que possible, qu'un jour il se réalisera.

Un simple médicament est capable d'introduire, dans le corps humain, pendant le cours d'une maladie, une quantité bien plus considérable d'arsenic, que les trois assiettes n'en comportent.

L'aspiration d'une atmosphère arsenicale, telle qu'est l'atmosphère de certaines usines, peut, aussi bien que l'ingestion, en introduire aussi dans le torrent circulatoire.

Le colcothar, ou tritoxide de fer, est fort souvent arsenical, surtout, lorsqu'il provient des minerais du Limousin. Or le malade avait pris jusqu'à neuf onces de colcothar !!! (1)

Les infiltrations pluviales sont capables d'introduire, par le laps du temps, dans un cadavre inhumé, tout l'arsenic que renferme le fumier de la terre végétale.

Les réactifs du commerce renferment de l'arsenic, dont l'appareil de Marsh ne révèle la présence qu'avec un certain caprice.

Et que d'autres causes encore propres à faire tomber un expert dans une méprise, quand il ne cherche à obtenir que des atomes! à la hâte! dans un laboratoire improvisé! en

---

(1) C'est ce qu'ont fait déjà observer à M. Orfila, les chimistes de Limoges pendant son séjour à Tulle. M. Orfila n'a tenu compte de cette observation pleine de justesse qu'à Paris, en déposant (le 29 septembre) à l'Académie de médecine, le paquet cacheté qui a donné lieu à la méprise des journaux. (*Voy.* pag. 125, note.)

quelques heures ! même alors qu'il aurait soin de placer une sentinelle aux fenêtres, aux portes et à l'ouverture de chaque flacon ! Il n'y a pas, sur la terre, de sentinelle possible contre des atomes !

Non, je ne crains pas d'être démenti, que l'on consulte, à cet égard, les chimistes indépendants de la France et de l'étranger, qu'on leur soumette ces deux assiettes qu'un souffle de l'appareil de Marsh a ternies à peine, et qu'un souffle laverait sur-le-champ; il n'en est pas un qui, en supposant même que ces taches proviennent des matières et non des réactifs, ou de la négligence de la manipulation, voulût commettre sa conscience à tirer, de la présence aux débats d'une pareille pièce de conviction, la millième partie de cette foudroyante conclusion légale :

Laffarge est mort empoisonné, je vais le démontrer.

5° Car si Laffarge était mort empoisonné, de la manière que tendait à l'établir l'acte d'accusation, il est irrécusable qu'au moyen des nouveaux procédés, l'expertise de Limoges aurait dû retrouver l'équivalent de masses arsenicales; et il est impossible que l'expertise de Paris n'eût signalé que des atomes impondérables d'une substance équivoquement arsenicale. Si Laffarge a été gorgé d'arsenic, il faut que la chimie légale soit bien impuissante, pour ne signaler que des traces si minimes de la présence de l'arsenic! Il faut que le nouveau procédé, dont on a tant proclamé la sensibilité et la puissance d'investigation, soit bien inférieur au procédé de Valentin Rose, lequel suffirait à constater un simple empoisonnement produit avec sept à huit grains d'acide arsénieux.

6° N'est-il pas possible d'expliquer la mort de Laffarge autrement que par un empoisonnement?

9.

Je ne trouve, dans les symptômes de la maladie, que la fréquence des vomissements qui soit un des signes ordinaires de l'empoisonnement par l'arsenic ou par d'autres substances métalliques. Mais que de maladies spontanées et innocentes de crime, offrent ce symptôme à leur tour !

Le médecin a constaté que la matière de l'un de ces vomissements, chez Laffarge, était stercorale. Ce caractère ne se montre jamais dans un empoisonnement par l'arsenic ; il indique au contraire ce que la Nosographie désigne sous le nom de *volvulus*, un obstacle maladif et anatomique dans le cours des matières fécales (1).

On a vu la présence d'un simple lombric, d'un *tænia*, et de tout autre helminthe, produire seule les vomissements les plus fréquents et les plus funestes.

Or ce n'est ni avec l'eau de gomme, ni avec les laits de poule, que l'on dissipe la cause de telles affections, qu'on en calme les souffrances, et qu'on en prévient le retour.

J'ai signalé plus haut les résultats funestes de l'emploi du colcothar, non seulement par l'impureté de cette substance ferrugineuse, mais encore par la quantité ingérée ; à l'autopsie, on trouva les intestins de Laffarge encombrés de

----

(1) La *Gazette des Hôpitaux* du 24 janvier 1839, pag. 42, 5ᵉ colon., rapporte un cas de mort observé par M. Ribes, et qu'on avait attribué à un empoisonnement par le cuivre. Le malade mourut en vingt-quatre heures. A l'autopsie on trouva que les symptômes de cet empoisonnement prétendu, ne provenaient que d'un étranglement de l'intestin grêle. Une anse de cet intestin formait un anneau qui étranglait deux autres anses. Si l'autopsie n'avait pas dissipé les préventions de la rumeur publique, la justice appelée sur les lieux, eût été exposée à commettre, au moins préventivement, une erreur déplorable.

poudre d'oxyde de fer ; et, à l'exhumation, on retrouva la même poudre mêlée à tous les débris des viscères et des organes abdominaux. Dans l'état d'affaiblissement du malade, l'ingestion d'une pareille masse au moins inerte, n'était propre qu'à empirer le mal et à en accélérer la terminaison fatale. Je doute qu'on rencontre beaucoup de physiologistes, qui, dans un cas de suspicion d'empoisonnement, consentissent à adopter une médication semblable.

6° Ainsi il est constant que la terminaison mortelle de la maladie de Laffarge, en la jugeant *à priori*, pouvait être le résultat d'un étranglement intestinal, de la présence d'un helminthe de grande taille, et même de l'impureté et de la quantité de l'antidote, tout autant que le résultat d'un empoisonnement par une substance métallique, telle que l'arsenic, dont on a retrouvé ou cru retrouver les traces, dans certains vases et certaines poudres, qui avaient servi à Laffarge.

Mais l'empoisonnement se démontre et ne se présume pas ; la démonstration ne se fonde que sur la présence du corps du délit, sur l'élimination, par l'analyse, de la substance vénéneuse. Or le désordre de l'instruction sur ce point, ne permettrait pas d'accepter, comme preuves judiciaires, les résultats affirmatifs, alors qu'ils eussent été obtenus sur une échelle considérable. Et ces résultats se trouvent négatifs, quand ils sont incontestables ; ou bien de la plus minime importance, et suspects de méprise, quand ils paraissent affirmatifs.

Conséquemment, dans l'affaire Laffarge, la preuve chimique du corps du délit est nulle.

Il ne m'appartient pas de parler ici des preuves morales, ni de faire observer, combien il faudrait qu'une femme du monde eût perdu la tête, pour se rendre coupable d'un crime aussi atroce et aussi froidement calculé, en recourant à des moyens aussi grossiers d'exécution ; en semant, sur le marbre des commodes , dans les tiroirs ouverts à tout le monde, les traces palpables d'une tentative , que l'individu le plus borné dans ses facultés intellectuelles sait cacher avec tant d'artifice , et parvient souvent à ensevelir à jamais dans la fosse de sa victime.

On est forcé malheureusement de croire à la perversité humaine ;

Mais plus malheureusement encore on est forcé de croire à son habileté ;

L'empoisonnement de Laffarge serait, à mes yeux, l'exception la plus inconcevable à cette règle générale des mauvaises mœurs.

10° DONC LA PREUVE CHIMIQUE, D'UN EMPOISONNEMENT PAR L'ARSENIC, MANQUE ENTIÈREMENT AUX DÉBATS, DANS L'AFFAIRE LAFFARGE.

TROISIÈME PARTIE.

La Cour suprême a, pour mission spéciale, de veiller sur l'exécution rigoureuse des formalités prescrites par la loi.

Les formes légales sont, pour ainsi dire, la filière, par laquelle la vérité du fond doit se faire jour.

Or, le moindre vice de la filière est capable d'arrêter, au passage, d'altérer ou de tronquer, ce que l'on se propose d'en extraire;

Le vice de la forme est donc dans le cas d'entraîner le vice du fond, et d'en annuler le résultat.

L'expertise légale occupe une large place dans la procédure criminelle : Il est des débats qui ne sont presque qu'une simple expertise ;

Mais à quelle page du Code, le législateur a-t-il consigné les formalités de cette branche essentielle de l'instruction soit criminelle, soit civile ?

Il n'existe pas un seul titre du Code, qui traite de cette immense question; le législateur a laissé à cet égard table rase.

Cependant toute expertise a des règles qui lui tracent ses

devoirs , des méthodes qui garantissent la vérité de ses résultats , des formes enfin protectrices du fond de ses recherches.

Est-ce dans la tradition que sont consignées ces règles ?

Non : Mais dans les archives scientifiques de chaque spécialité , dans le Code de chaque science.

En considérant l'expertise légale, comme une des périodes de la procédure, le législateur a donc, par cela seul, compris, parmi les formalités du Code, toutes les méthodes scientifiques que la justice aurait à invoquer, dans le cas quelconque qui est soumis à son appréciation.

La Cour suprême est donc tout aussi compétente à prononcer, sur la violation présumée de ces formalités scientifiques, que nous nommons *méthodes d'investigation* , que sur la violation de toute autre formalité de procédure.

Rendons l'analogie sensible par un exemple ;

La formule du serment que prête un simple témoin, a été altérée , tronquée ;

La Cour suprême , pour ce seul vice de forme, casse l'arrêt. Pourquoi pas ? puisque cette altération de la phrase peut cacher , de la part du déposant , une restriction mentale , et rassurer sa conscience sur les résultats d'un mensonge officieux.

Mais si l'expert, au lieu de se servir d'une formule de langage illégale, se sert , dans le cours de ses recherches, d'un réactif suspect d'impureté , la cause de la vérité n'est-elle pas autant compromise, par le second oubli que par le premier ? La violation de la formalité chimique n'est-elle pas dans le cas d'entraîner la justice des hommes , dans une erreur judiciaire, aussi déplorable que l'aurait pu faire la violation de la formalité sacramentelle ?

Le vice de l'une de ces deux formes n'entraîne-t-il pas le vice du fond, tout aussi bien que le vice de l'autre?

Donc la Cour suprême est compétente à connaître des deux également. Pour l'un, elle a le Code à invoquer; pour l'autre, l'Encyclopédie des Connaissances techniques. Son omnipotence, proclamée par le législateur, n'a d'autres bornes que celles de nos méthodes, quand c'est un cas d'expertise qui est soumis à sa haute appréciation; ce raisonnement est écrit tout entier sous le titre d'*Expertise légale*.

Or l'expertise légale du procès Laffarge, est à nos yeux, entachée des vices de forme les plus graves, et les plus capables d'induire la justice en erreur ·

1° Nulle précaution pour constater l'identité et la conservation des matières suspectes! Ces matières sont considérées, d'un bout à l'autre, comme les mêmes, quoiqu'elles aient passé de main en main, sans procès-verbal, sans étiquette, qu'elles aient séjourné, huit mois de suite, dans une pièce ouverte à tout venant.

L'étiquette légale est, pour ainsi dire, le serment du réactif; c'est la formalité, garant de la vérité de son témoignage. Ce n'est pas même la science qui en donne la formule, c'est la procédure elle-même.

2° L'analyse sur laquelle s'est fondée la dénonciation, pêche contre toutes les règles ordinaires de cette opération.

3° L'analyse sur laquelle s'est fondée l'accusation, de l'aveu des experts eux-mêmes, n'a pas été faite, d'après les règles de l'art; et il a été convenu par eux, et par eux tous, que le résultat de la réaction presque unique qu'ils ont invoquée pour en conclure un cas d'empoisonnement, est considérée aujourd'hui comme le cas le plus équivoque de cette branche de la chimie toxicologique.

4° La dernière expertise offre tant de moyens chimiques ou procéduriers de nullité, que, dès mon retour de Tulle à Paris, je n'avais pas hésité de provoquer une enquête judiciaire, et de provoquer encore plus impatiemment un démenti. Nul démenti ne s'est fait jour ; mes assertions restent.

5° La Cour d'assises de Tulle désigne trois experts nominativement, par un arrêt transmis à Paris, à l'aide du télégraphe. Un seul de ces experts se présente, assisté de deux assesseurs de son choix, dont l'un est, de sa profession, incompétent sur ces sortes de questions chimiques.

Comment la défense aurait-elle pu poser des conclusions, pour exercer ses récusations, quand la Cour ne rend pas un nouvel arrêt, afin de régulariser ce vice de forme, et de signaler, à l'attention de l'accusée, cette substitution de personnes, dans une expertise, à laquelle l'accusation menace de s'arrêter définitivement ?

La dernière expertise est donc susceptible de passer, pour l'œuvre d'un seul expert, qui, seul, a eu la direction de l'opération, alors que celle-ci a l'air d'être l'expression collective de trois votes égaux, et du concours de trois experts indépendants l'un de l'autre.

6° Onze experts avaient nié ; un seul expert affirme, et son témoignage décide d'une condamnation !!!

C'est absolument comme si l'on admettait que, parmi les douze jurés, le vote de celui d'entre eux qui jouirait de la plus grande réputation, effacerait le vote des onze autres.

Cette circonstance n'est point constitutionnelle ; c'est un triste précédent, qui compromet l'avenir de toutes les causes, et l'innocence de tous les accusés. Elle n'est point chimique ; car, quoiqu'en chimie on pèse encore plus les témoignages qu'on ne les compte, il n'en est pas moins vrai que, lorsqu'il s'agit de constater ce qui est susceptible d'être vu par tous les yeux, on s'attache plus au nombre qu'à l'autorité des témoins.

7° Le rapport improvisé par M. Orfila, l'a été en son nom, et avec des formes qui prouvaient suffisamment, que l'expert prêtait, en exposant ses résultats, tout autant d'attention, aux intérêts de son système et de sa réputation, qu'à ceux de la justice. La loi ordonne qu'on se méfie d'un témoin prévenu ! d'un témoin systématique ! d'un témoin qui profite d'une solennité judiciaire, pour décider, en sa faveur, une question de priorité et de propriété littéraire !

Car l'opinion de l'expert peut être dictée par l'amour-propre du chimiste ; et le juge invoqué par la loi, peut errer sur le tout, en s'exposant à errer en qualité de partie intéressée.

8° La copie de ce rapport, rédigée sous la dictée de M. Orfila dans certains journaux, offre de grandes différences avec l'improvisation, telle que les jurés l'ont entendue ; et cette rédaction personnelle offre des différences graves avec le rapport rédigé en commun ! Sur laquelle de ces deux versions, le jury aura-t-il assis sa conviction ? J'ai vu bien des gens qui pensaient que c'est sur l'impression de l'improvisation orale.

9° Vingt-quatre heures pour décider, par la voie analytique, une question de vie et de mort ! quand le chimiste met plus de trois mois, avant de se hasarder dans la décision de la moindre question industrielle, s'il a à opérer sur des infiniment petits ! Il n'est pas un de nous qui ne se sente saisi d'une indicible terreur, à la vue d'une méthode d'expertise légale aussi expéditive ! Que l'on consulte les chimistes un à un, ou tous ensemble !

10° Et quels résultats ensuite? dans l'annonce, des masses ; en réalité, des atomes!!! des atomes impondérables!

11° Et quels réactifs! le principal, apporté de Paris, et dont la pureté est au moins suspecte! tellement suspecte que l'analyse semble reculer devant son œuvre, et s'arrêter dès les premières révélations!

Où retrouver ce réactif? il s'est perdu dans la foule; il n'a été déposé nulle part, pour être contrôlé au besoin.

12° Toutes les expertises précédentes avaient prévu le cas d'un contrôle ultérieur, elles avaient eu la précaution de mettre en réserve une fraction de la substance analysée ;

L'expertise légale d'un seul, du dernier venu, ne croit devoir rien laisser au contrôle ; elle dévore tout, pour qu'il ne reste aucune trace à la contradiction, à ce tout-puissant levier de la balance de la justice! Afin que la discussion ne puisse pas même éclairer la religion des juges, et dans la crainte de cette vérification, tout paraît concourir à rendre impossible une expertise nouvelle!!! On dirait qu'aux yeux de la Cour, douter de la suprématie de l'expert, c'est proférer un blasphème de médecine légale.

13° Dans quels rangs prend-on cet expert? sur les plus hauts degrés de la hiérarchie universitaire : doyen de la Faculté de médecine de Paris, membre du conseil royal de l'instruction publique, du conseil général des hôpitaux, du conseil d'administration de l'Académie de médecine, etc.

Dans le cercle des études médicales et pharmaceutiques, il n'est pas une destitution qui ne passe par ses mains, pas une nomination qu'il ne contresigne!

Et on l'oppose contradictoirement à de simples pharmaciens de province, hommes sans doute aussi probes que les plus probes, aussi instruits que les plus instruits, mais enfin isolés dans leur probité et leur instruction, isolés dans leur position sociale de province; et se voyant exposés, dans le cas d'une polémique scientifique, à être écrasés, faute de moyens de se faire valoir!! Lorsque l'accusation place dans son plateau une pareille autorité, le plateau de la défense ne saurait, en province, recevoir assez de poids, pour rétablir l'équilibre. Dès ce moment l'égalité de la défense n'existe plus devant la loi.

14° Je vais plus loin, et je soutiens qu'un pareil mode d'invoquer le témoignage de l'expertise légale, ne tend à rien moins qu'à absorber l'omnipotence du jury, à l'annuler devant la parole d'un seul homme:

En effet, MM. les jurés se déclarent incompétents, sur la question spéciale dont s'occupe l'expertise légale; ils cherchent pourtant à s'éclairer à son flambeau, sur l'absence ou la réalité du crime ou du délit. Mais s'il se présente jamais un expert qui se prétende plus habile que tous les autres; qui opère en leur présence, mais à l'abri de leur contrôle; qui soutienne qu'entre ses mains seules, un appareil donné est dans le cas de révéler le crime; qu'un réactif seul apporté de Paris, a, par devers lui, une puissance d'élimination, qu'on ne retrouverait pas en province chez les réactifs de même étiquette; si l'on doit croire quand il a parlé, se taire quand il a cru, condamner quand il condamne, acquitter quand il acquitte; si enfin il n'est plus permis, ni aux jurés, ni à la défense, de demander, après la déclaration, un contrôle ultérieur;

Où est donc la nécessité d'un jury, ce palladium des intérêts de l'innocence et de ceux de la sécurité publique? les jurés ne sont plus juges, mais assistants et scribes; trois juges prononceraient avec la même facilité, et moins de sacrifices, le *non* ou le *oui* que vont prononcer douze jurés.

Vous ne me démentirez pas, messieurs, si je traite d'inconstitutionnelles, les prétentions que manifesterait un expert, au droit d'effacer ainsi tous les autres experts, devant des juges incompétents sur la preuve scientifique.

Or, relisez les journaux et les procès-verbaux d'audience, vous resterez convaincus que telles ont été (et il ne s'en est pas caché, pour les formuler de la sorte) les prétentions de **M. Orfila.**

15° La science, messieurs, n'est pas plus infaillible que les hommes ; et si jamais la magistrature venait à ordonner une enquête judiciaire, sur les inconvénients de notre mode d'expertise actuel, il n'est pas un de nous qui ne se fît fort de placer, sous ses yeux, un tableau si nombreux des contradictions, dans lesquelles tombe chaque jour la médecine légale, que le besoin d'une réforme solennelle, dans les études de ce genre, serait reconnu même par les plus confiants.

La médecine légale chimique change de face, d'idées, de conclusions, d'une année à l'autre, de mois en mois. Ce qu'elle affirmait dans telle affaire judiciaire, elle le nie dans telle autre. Elle vous réfute aujourd'hui, avec les mêmes arguments, dont vous vous serviez, pour la réfuter hier. La dernière édition est la condamnation de la précédente ; le mémoire ou la lecture académique qui suit, est la réfutation de telle page de la dernière édition du livre. En arrivant dans leurs localités, les jeunes docteurs se trouvent soutenir une erreur, s'ils continuent de professer ce qu'on leur a appris à l'école. Rien de précis dans les expériences, rien de constant dans les doctrines : Castaing aurait dû être acquitté, s'il avait commis son crime dix ans plus tard ; car l'opinion des experts était alors diamétralement opposée à leur déposition judiciaire (1)!

Sans aucun doute il faut que la science marche, et qu'elle répare ses erreurs; mais, avant tout, il ne faut pas qu'elle les commette ou les répare à la légère; mais après tout, comment la justice humaine pourra-t-elle réparer celles qui lui seront échappées, sur la foi de la science?

Tenez, messieurs, la main sur la conscience, quand je relis et que je dépouille les *variations* de la chimie légale, je ne puis me défendre de croire que, parmi les condamnés qui ne l'ont été que d'après les résultats de l'expertise, la terre recouvre encore plus d'innocents peut-être que de coupables; car à chaque page, la chimie légale semble me dire: *l'opinion que j'ai émise dans telle affaire, était entachée d'erreur*.

Gardons-nous de penser que la providence ne permettra pas que l'innocence succombe et que le crime échappe jamais à la loi!

La providence l'a permis (2), elle peut le permettre encore,

-----

(1) Voyez *Nouveau Système de chimie organique*, 2ᵉ édition, tome III, page 649, 1858.

(2) Les journaux de septembre 1840 ont rapporté l'exemple d'une jeune femme de chambre, qui fut condamnée à mort et exécutée, comme coupable de tentative d'empoisonnement sur la dame de la maison. Plus tard la dame confessa sa calomnie; cet empoisonnement était une invention de sa part; elle avait confié à la loi le soin de la venger d'une rivale.

Chacun connaît le fait non moins récent de ce boulanger exécuté comme coupable d'avoir empoisonné sa femme. Cet homme mourut en protestant, avec désespoir, de son innocence. Quelques années plus tard, sa domestique, sur le point d'aller rendre compte de sa conduite devant Dieu, éprouva le besoin d'en rendre compte aux hommes; elle démontra qu'elle seule était cou-

afin de rappeler aux mortels qu'elle seule est infaillible, et qu'ils aient à trembler, sur leur faiblesse, en procédant à la mission auguste d'absoudre ou de condamner, que leur confie la justice d'ici-bas.

16° Je dois vous signaler, messieurs, au risque d'avoir l'air de tomber dans la personnalité, un autre genre d'anomalie que présente, en cette affaire spécialement, le mode monstrueux d'expertise légale, dont la Cour d'assises de la Corrèze a sanctionné les résultats :

Je vous ai déjà indiqué, messieurs, les formes de langage qui démontrent suffisamment que l'expert, en déposant devant la justice, était au moins tout autant préoccupé des intérêts de sa réputation et de ses travaux scientifiques, que du fait solennel sur lequel il était consulté. Cet expert, messieurs, a un système à soutenir, un système contre lequel la science entière se soulève ; à l'académie, on lui en signale les vices et le danger (1). Or c'est le même système de médecine légale, dont il est venu rendre le jury juge, dans les débats de la Corrèze, ainsi qu'il l'avait déjà fait, devant le jury de Dijon et d'Albi ;

---

pable de ce crime, qui avait reçu son affreuse punition, et que son maître était innocent.

Je fais des vœux pour qu'une statistique judiciaire de réhabilitation soit désormais dressée, à l'instar de la statistique des condamnations, et que le tableau soit déposé, à chaque session d'assises, dans le sanctuaire de la justice, afin qu'avant de prononcer sur la culpabilité de l'accusé, jurés, juges, accusateurs, défenseurs et public, se recueillent, devant ces témoignages écrits de la faiblesse de l'intelligence humaine.

(1) Voyez, dans la *Gazette des Hôpitaux*, les séances de l'Académie de médecine des mardis 30 juillet, 20 août, 16 décembre 1839, 10 mars, 6 et 20 octobre 1840.

Or quand le verdict fait suivre d'une condamnation, sa déposition orale, cet expert ne manque pas de revenir à l'académie, s'étayer de ce témoignage, pour confondre ses adversaires académiciens ; alors même que le jury, dans sa sagesse, déclare, dans les journaux de la localité, ainsi que cela est arrivé à Dijon et à Albi, que la question chimique a été écartée entièrement par lui du rang des preuves ;

Il y a là un cercle vicieux d'amour-propre, qui ne nous paraît que ridicule, en ce qui touche la démonstration ; mais qui devient effrayant, en ce qui touche la justice.

Je suppose que le jury, qui se déclare incompétent sur ce point des débats, accepte de confiance la déposition de l'expert ! Cet acte de confiance et d'abnégation personnelle, devient tout-à-coup, pour l'expert, une preuve à l'appui de ce qu'il soutient, sous le point de vue scientifique. La foule des chimistes et des médecins, des avocats et des juges, est *une foule ignorante* à ses yeux (1), foule dont il récuse la compétence ! et il invoque ensuite, en faveur de la vérité d'un système scientifique, le verdict d'un jury, qui se déclare incompétent sur la question, qui a accueilli la déposition de confiance, et sur la foi d'une réputation (2) !

J'ai dit plus haut que ce système de déposition offrait quelque chose de monstrueux ; je ne l'apprécie ainsi que sous le rapport logique ; c'est à vous, messieurs, de l'apprécier sous le rapport des formes légales.

17° Je viens de vous démontrer, je le pense, messieurs, que, dans l'espèce, toutes les règles de la raison, de la logique, de la science, et de la procédure, ont été violées

---

(1) Voyez *Gazette des Tribunaux*, 8 et 9 juin 1840.
(2) Voyez les séances de l'*Académie de Médecine* ci-dessus.

relativement aux diverses expertises légales, qui ont eu lieu, dans le cours de l'instruction judiciaire et des débats.

J'ai bien eu garde, dans ce mémoire, de toucher en rien à la question de culpabilité ou d'innocence de l'accusée; madame Laffarge eût-elle été la plus grande des coupables à mes yeux, je n'en aurais pas moins fait ce que j'ai fait, je n'en aurais pas moins dit et écrit, dans les mêmes termes, tout ce que je viens d'écrire. Car la Cour suprême a la mission de veiller à ce qu'un coupable même ne soit pas condamné, par suite de la violation des formes, qui ont été tracées pour protéger les innocents.

Il me semble, messieurs, que vous partagerez ma conviction, et que, dans votre haute appréciation, vous jugerez qu'il y a lieu à renvoyer le procès devant de nouveaux juges.

Quant à moi, messieurs, je n'hésite pas, s'il le faut, à vous le DEMANDER A GENOUX:

Pour l'honneur de la science française, qu'un tel système d'expertise légale rendrait odieuse aux yeux des savants étrangers.

Mais surtout dans l'intérêt des accusés à venir, dont ce monstrueux précédent est dans le cas de compromettre la défense;

Dans l'intérêt de l'innocence enfin: dût un coupable même, par suite de cette révision judiciaire, échapper à la rigueur des lois!

Messieurs les membres de la Cour de cassation,

Ma mission n'est pas terminée; elle ne se borne jamais pour moi, à une affaire particulière; la religion, que je professe dès ma plus tendre enfance, me fait un devoir, de ne jamais perdre de vue l'avenir, en m'occupant de la réparation du passé; et de travailler pour tous, en prenant la défense d'une vérité ou d'une personne spéciale.

De tout ce que j'ai exposé plus haut, il ne résulte pas seulement la nécessité de reviser un procès, mais bien de reviser la procédure, criminelle, au moins relativement à l'expertise légale; car l'expertise légale est en opposition flagrante avec notre droit constitutionnel, qui est basé sur l'omnipotence des majorités, et avec l'institution du jury, dont un seul expert pourrait, un jour, absorber l'omnipotence, tout en l'induisant en erreur.

C'est une chose grave et sainte, que la mission de la science sur toute espèce de question! Voyez-la, dans le sanctuaire du laboratoire, et sur le plus simple fait qui n'intéresse que la théorie, se recueillir dans sa pensée, pendant des mois et des années entières, pour se mettre à l'abri de toute préoccupation d'esprit, de toute cause d'erreur, avant de divulguer les résultats de ses longues et laborieuses recherches. Une erreur imprudente est à ses yeux un blasphème; elle est punie de honte, pour l'avoir proféré. L'infortuné Méchin est mort de ce supplice volontaire.

Qu'est-ce donc que cette science, qui, dans sa folle assurance, vient vous demander 24 heures, pour vous donner une solution irrévocable? et décider de l'innocence ou de la culpabilité, sur un souffle dont elle ignore l'origine et qu'elle ne recueille que par l'effet du hasard?

L'accusation m'accorderait un mois, qu'à l'expiration du délai, je demanderais peut-être encore une prorogation de terme: tant cette question, si simple aux yeux du public, se complique, aux yeux du penseur, de questions qui toutes sont fondamentales, et qui toutes requièrent un nombre effrayant d'opérations diverses et d'une délicatesse extrême!

Quiconque vous soutiendra le contraire, vous trompera.

Si peu de temps pour décider tant et de si grandes choses! un seul homme pour les décider sur sa parole, et non contradictoirement!

Mais Lavoisier, Berthollet, Dulong auraient reculé devant une mission semblable!

La loi, messieurs, qui suppose des coupables sur le banc des accusés, suppose aussi qu'il peut se trouver des coupables, dans les rangs des experts et des juges même; car une imprudence est un crime, quand elle peut coûter la vie à un innocent. Le Code pénal est plein de dispositions comminatoires, dans le but de prévenir d'aussi terribles accidents.

Ce que la loi suppose, nous avons droit de le prévoir; ce que nous pouvons prévoir, vous avez droit, messieurs, de le prévenir, par les dispositions de vos arrêts, qui font règle, ou en provoquant des dispositions légales, que le législateur ne vous refusa jamais.

Eh bien! je prévois un cas où, cédant à ce malheureux principe des traditions procédurières, que la fin excuse les moyens, et qu'il est permis d'obtenir la condamnation de vingt coupables, sur la déclaration même de témoins suspects de mauvaise foi, un avocat-général se trouve un jour, qui, dans son zèle à protéger la société, et dans la profonde conviction qu'il a, par devers lui, de la culpabilité de l'accusé, dont il voit l'acquittement assuré, faute de preuves suffisantes; se laisse à dire à un expert : *donnez-moi la preuve chimique du crime, dont je possède la preuve morale, et dont la preuve matérielle m'échappe !* Je soutiens, messieurs, qu'il est possible, dans ce cas, qu'un expert n'apporte plus à ses recherches, cette foule de précautions qu'inspire le doute ; et que, se reposant sur la conviction de l'accusation elle-même, il tranche une difficulté, qu'il n'aurait pas eu le temps de résoudre.

Ce cas-là est-il possible ou non, dans l'état actuel de notre expertise légale ?

Eh ! grand Dieu, malheureusement oui. Donc il est urgent de modifier l'expertise légale, afin de mettre la défense à l'abri de cette manière de démontrer le corps du délit. Car nul, pas même le coupable, ne doit être condamné que sur des preuves. Tel est le principe fondamental de notre droit criminel.

Eh bien, messieurs, cette modification, qu'il est urgent d'apporter à l'expertise légale, peut s'obtenir, sans heurter de front, ni les habitudes judiciaires, ni les droits acquis.

Jusqu'à présent, les experts assermentés près des diverses cours, forment, passez-moi le mot, une espèce de maîtrise, où nul ne rentre presque que de leur aveu, où l'expert seul est compétent pour désigner un juge son collègue, où le juge, qui se considère incompétent sur le point de fait scientifique, se déclare compétent sur la capacité et le mérite de l'expert.

Supprimez cet arbitraire dans les nominations ; organisez l'expertise, sur les mêmes bases et d'après les mêmes formalités que le jury.

Par exemple, et pour me borner aux causes qui intéressent la médecine légale : que, sur la liste des médecins et chimistes d'une circonscription de cour royale, il soit dressé une liste d'experts reconnus capables par eux-mêmes, en assemblée générale ; qu'à chaque session, monsieur le président tire au sort un nombre suffisant d'experts, que la défense et l'accusation auront le droit réciproquement de récuser, jusqu'à ce qu'il ne reste plus que six médecins et six chimistes, de la liste mensuelle. Que ces douze experts soient chargés de procéder aux autopsies et analyses de la même cause, depuis le commencement de l'instruction, jusqu'à la fin des débats, sauf à l'accusation et à la défense de demander plus tard une contre-expertise, extraite de la même liste, et soumise aux mêmes formalités de récusation :

Vous aurez dès-lors un jury d'experts, dont la mission se bornera à éliminer, de ce problème judiciaire, un fait spécial, en présence du jury omnipotent, chargé de l'application de ce fait à la cause qui lui est soumise.

Alors vous aurez rétabli, sous le rapport de l'expertise légale, l'égalité devant la loi, entre l'accusation et la défense ; égalité actuellement fictive, et dont la pauvreté de l'accusé d'un côté, et dont le *débet* accordé par le fisc à l'accusation, font une formule dérisoire.

Dès ce moment, vous aurez coupé court au danger des systèmes hasardés de médecine légale, et à ces prétentions anti-constitutionnelles de suprématie scientifique, dont le ridicule est dans le cas de frapper de mort un innocent ; et vous aurez dissipé les craintes de la défense, laquelle croit si peu à l'indépendance d'esprit de l'expertise légale, que, dans son désespoir, elle a recours à des hommes tels que nous. Récusez-moi, messieurs, en ouvrant la porte à l'élection et à la compétence.

Le concours de tant d'intelligences, invoqué chaque mois sur les questions qui intéressent la sécurité des citoyens, aura pour résultat final de chasser, du cadre de la médecine légale, cette foule de méthodes vicieuses, d'évaluations absurdes, de résultats mensongers, qui, depuis vingt ans, font monter le rouge au front des savants les plus honorables.

Et la jurisprudence recueillant de tels arrêts, à l'instar des arrêts d'une autre compétence, finira par obtenir un code d'expertise légale, que l'on professera ensuite dans une Chaire spéciale de nos facultés de droit ; afin que le juge, l'accusateur et le défenseur y apprennent à décider, autrement que par une aveugle confiance, dans quelles limites la puissance d'investigation de l'expertise légale est susceptible d'errer;

Messieurs, dans sa revue rétrospective, le professeur aura malheureusement de bien graves erreurs à déplorer:

Vous prendrez toutes vos précautions, messieurs, pour que l'arrêt, qui vous est soumis, ne soit pas une erreur de ce genre.

Messieurs les membres de la Cour suprême ! Je voulais m'arrêter à ces dernières paroles ; mais mes angoisses débordent la violence que je me fais, pour les contenir dans mon cœur.

Voilà déjà bientôt dix mois que le procès de Marie Capelle, veuve Laffarge, retentit en France et en Europe, au bruit de tout le scandale des révélations intimes, et de l'irritation des esprits, partagés entre la pitié et la haine, entre la crainte et le désespoir. J'ai tout lu, tout entendu, ainsi que chacun a pu le faire.. Je ne me suis point irrité.. je me suis affligé. Et, dans mon inexpérience toujours nouvelle de ces sortes d'affaires, je me suis demandé et je me demande encore, si c'est bien au dix-neuvième siècle, si c'est bien cinquante ans après la constituante, et dix-huit cents ans après la promulgation de l'Évangile, que de pareils drames (du moins c'est le nom que leur donne la presse politique) devraient encore se jouer dans le sanctuaire de la justice humaine, et en face de l'allégorie du Christ, mort innocent sur le gibet des esclaves, en vertu des lois pénales, dont alors pas un juge ne révoquait en doute la sainteté !

Que signifient, me suis-je dit, ces vociférations insultantes, ce déluge de lettres anonymes (consolation banale du lâche), qui arrivent dégoûtantes, à tous, juges, accusateurs, défenseurs et accusée ? que signifient ces huées barbares d'un public, contre la victime qu'on traîne chargée de fers et mourante au sacrifice ? que signifient ces passions déchaînées huit mois avec férocité, contre un accusé que l'on soupçonne d'avoir été un instant féroce ? Les cannibales dansent autour du prisonnier, qui leur a fait beaucoup de mal; mais c'est moins pour l'insulter, que pour lui relever le courage, et lui rendre sa fierté, en présence de la mort ; leur provocation est un hommage plutôt qu'une insulte. Ici, que signifie l'insulte ?

J'allais, à ce spectacle, m'indigner contre mes concitoyens, de quelque classe qu'ils soient, à quelque opinion qu'ils appartiennent, à la mienne même, en leur disant : «Vous croyez appliquer le principe de l'égalité, en jetant, au visage de la fille du riche chargée de fers, la boue que d'aventure les riches et les puissants jettent à la tête de la fille du peuple ? Malheureux ! l'égalité ne se satisfait point avec de la fange ; elle se tient les mains pures devant Dieu ;

Je vous renie pour mes coreligionnaires, vous qui ne professez pas le respect au malheur et le pardon au repentir :

Le repentir est un baptême dans les larmes.... et il en coule des larmes, pendant huit mois de prévention !

Ne salissez pas la robe d'innocence que le coupable a reconquise dans les fers ; ou je vous renie et ne vous admets plus, comme des hommes de progrès et de réforme.»

Mais sur qui allais-je faire retomber mon anathème ? Le public, en ces sortes de circonstances, ne fait que traduire en action les formes comminatoires de nos actes d'accusation ! et qui ne sait quel retentissement a eu, dans l'espèce, l'acte d'accusation, que la presse, toute entière, a si long-temps colporté à la connaissance de tous ?

J'ai relu alors comparativement le monologue du public furieux, et le monologue de l'instruction judiciaire ; et je me suis convaincu que l'indignation populaire n'avait fait que se modeler sur les formes de langage, que la tradition du moyen-âge a laissées empreintes dans les habitudes de l'accusation :

Vengeance ! vengeance, au nom de la société ! dit l'accusation ;

«Vengeance ! vengeance ! répète la société, au nom de la justice ! »

Mais vengeance sur qui ? — sur l'accusé ? — il peut être innocent !

Sur le coupable ? — mais le coupable n'a torturé sa victime qu'un instant... et cet instant est un crime ! et vous, vous le torturez moralement, vous le torturez physiquement, pendant huit mois de prévention, pour le torturer, s'il est condamné, toute sa vie! la loi de la balance du talion, vous en conviendrez, a d'un côté les poids un peu trop lourds!

Et pourquoi donc torturer, s'il vous plaît? en vertu de quel droit? je ne vous reconnais que le droit de vous défendre. Il est un pays voisin où l'on punit, d'une amende sévère, quiconque torture un animal même fougueux, même nuisible.

Dans quel but vouloir torturer?

Dans le but de prévenir le crime par l'exemple, et de porter une sainte terreur, dans l'âme de quiconque aurait envie de faillir désormais?

Mais vous savez bien que la terreur n'a jamais prévenu un seul crime... pas même la terreur de la peine de mort:

Les passions féroces, il faut leur rendre cette justice, ne sont jamais lâches; ce qu'elles redoutent le moins, c'est la mort;

Quand la pensée du mal s'est fait jour dans une âme, tous vos échafauds n'en préviendront pas l'exécution.

Savez-vous ce qu'il est donné à la loi de prévenir? c'est la pensée de mal faire:

Votre loi ne s'est jamais occupée, jusqu'ici, de cette prévention-là. Comblez cette lacune, ou plutôt, placez, messieurs, cette surcharge providentielle, sur chaque rature d'un des moyens de torture et de terreur, dont fourmille notre code pénal.

Introduisez l'Évangile dans nos codes! L'Évangile, qui pardonne et fait aimer, est le palladium de la sécurité publique, dont les fers et les échafauds, avec toute leur horreur, ne sont pas même l'épouvantail.

Vous n'êtes parvenus à rien, par la terreur des prisons, alors qu'elles n'étaient que le foyer de la corruption. La société du dehors allait se corrompant davantage à cette école.

Vous n'êtes parvenus à rien, depuis que vous avez cru devoir transformer vos prisons de corruption, en cachots, dont la solitude altère les facultés mentales, dont l'isolement donne la mort. On y souffre, et rien de plus; tout autour, on ne s'agite pas moins dans le malaise, et on recommence dans le besoin.

Vous n'êtes parvenus à rien, en redressant les échafauds, que l'on commence à abattre dans le reste du monde. La société pervertie par l'indifférence et l'égoïsme, ne vient à ce drame judiciaire, que pour y apprendre à bien tendre la gorge, et à recevoir le coup fatal courageusement.

Vous n'êtes parvenus à rien, en multipliant vos essais contradictoires de médecine, d'expertise légale et de toxicologie. Le vrai coupable s'est dit : *il paraît que MM. les experts n'y comprennent rien*; et il s'est fait, pour arriver au but, plus habile que les experts eux-mêmes;

Oui, messieurs, en fait d'empoisonnements, l'innocent se trouble par terreur et par ignorance; le coupable s'éclaire et se tient ferme dans ses précautions et ses démentis; et il échappe même au soupçon, je vous l'assure;

Vous le voyez! en dépit de tant d'efforts, de tant de tentatives, le problème est resté sans solution; et à mes yeux, de cette façon, il n'en sera que de plus en plus insoluble.

Changeons-en donc les termes; et prenons-le par un autre bout, par l'extrémité toute contraire; celle précisément à laquelle le législateur n'a jamais songé.

AMÉLIORATION DE LA SOCIÉTÉ AVANT TOUT ! AMÉLIORATION DU COUPABLE APRÈS COUP. RÉPARATION DE SA FAUTE, PAR SES VERTUS ET SON TRAVAIL ; MAIS NON PAR LA PUNITION, QUI N'EST QUE LA RÉPÉTITION D'UNE MAUVAISE ACTION, QUE LA RÉCIPROQUE D'UN TORT ET D'UNE SOUFFRANCE.

Dès le moment que vous aurez promulgué ce nouveau code de la justice, vous n'aurez plus besoin d'exercer une vigilance si dispendieuse, pour protéger la société contre quelques-uns ; — vous l'aurez protégée contre elle-même ; — elle marchera sur les poisons les plus subtils, sans avoir la pensée d'en détourner une parcelle, des besoins des arts et de l'industrie, dans le dessein de se nuire à elle-même ou de nuire à ses enfants ;

Dès ce moment vous n'aurez plus besoin de tous ces artifices de la procédure, et je dirai-même de la torture, artifices souvent honteux, toujours barbares, pour arriver à arracher l'aveu du coupable, ou pour surprendre les preuves les plus fugitives de son crime, sur la trace de ses pas : Le coupable trouvera un soulagement dans son aveu, quand il retrouvera, dans la loi, une mère qui pardonne et améliore. Le malade a-t-il rien de caché pour son médecin ?

Pontifes suprêmes de la justice, déposez votre foudre, déposez votre glaive flamboyant d'une indigne colère ; l'humanité vous offre, pour panser ses plaies les plus hideuses, un dictamne que vous seuls, dans l'état actuel de notre transition sociale, avez le droit et la puissance d'appliquer sur nos maux.

Ne regardez pas de quel coin de la société est partie cette prière ; la prière est un encens qui ne perd rien de son parfum, pour brûler dans un vase que le pied du passant peut briser.

En un mot, supprimez, messieurs, le scandale préventif et les formes de langage de l'acte d'accusation: le principe de l'égalité de la défense vous en fait une loi; l'intérêt de la morale vous en fait un devoir.

Rendez nos lois humaines, et bienfaitrices: vous les aurez rendues protectrices.

Je vous le demande au nom du pauvre, dans les rangs duquel je suis né, du pauvre sur les bras duquel les lois de torture pèsent davantage;

Je vous le demande, à l'occasion du procès intenté à cette fille du riche, dont la condamnation, jusqu'à votre décision souveraine, me paraît une violation de la loi;

Et je signe ma prière, ce premier octobre, mil huit cent quarante.

F.-V. RASPAIL.

COMPENDIUM,

PAR ORDRE ALPHABÉTIQUE,

DES INDICATIONS AMPHIBOLOGIQUES

QUE PEUVENT OFFRIR , DANS UNE ANALYSE QUALITATIVE (1),
LES PRINCIPAUX RÉACTIFS, DONT ON SE SERT, POUR DÉCELER, EN
CHIMIE LÉGALE, LA PRÉSENCE DE L'ARSENIC.

N. B. J'ai cru devoir terminer ce mémoire , par une espèce de tableau, sur deux colonnes, offrant en regard les caractères analogues d'une réaction arsenicale, et d'une réaction qui ne l'est pas ; afin de donner aux juges et aux jurés la mesure de la confiance qu'ils doivent ajouter à certaines déclarations d'experts.

---

(1) On désigne, sous le nom d'*analyse qualitative*, la série des opérations d'essai , par lesquelles, on met en contact les divers réactifs, avec le liquide qui fait l'objet d'une recherche.

L'*analyse quantitative* a pour but d'évaluer, en poids ou en volume, les diverses substances, dont l'*analyse qualitative* a signalé la présence dans le liquide analysé.

La *chimie légale* s'arrête à la première; et malheureusement, elle a pris l'habitude de négliger entièrement la seconde; aussi n'a-t-elle jamais inspiré, aux savans, la confiance que lui prêtent les tribunaux.

CARACTÈRES PHYSIQUES DE L'ARSENIC, ET DE SES COMBINAISONS ACIDES.

L'arsenic est une substance métallique, considérée comme un corps simple, mais qui n'est telle que par l'impuissance de nos procédés de réduction. Car toute son histoire milite en faveur de l'idée que l'arsenic, ainsi que l'antimoine, ne sont que des mélanges divers, auxquels une substance peut être déjà connue sous un autre nom dans le catalogue, sert de base.

Son aspect est métallique, sa couleur gris d'acier, sa friabilité est facile à obtenir ;

Exposé à l'air, il prend une couleur noire qui indique un certain degré d'oxidation ;

Par l'incandescence, il se volatilise, en s'oxidant, sous forme de vapeurs blanches, qui se subliment et constituent l'acide arsénieux ;

Acide presque insoluble dans l'eau froide, soluble dans sept parties d'eau bouillante et quatre-vingts d'eau froide à 15°.

Tous ces caractères conviennent à l'antimoine (qui forme la base de l'émétique).

Idem.

On obtient ainsi l'acide antimonieux.

L'acide arsénieux se transforme en acide arsenique, par l'ébullition dans l'acide nitrique et autres acides.

L'acide arsenique est tellement soluble dans l'eau, qu'il ne tarde pas à fondre à l'air, en attirant l'humidité de l'atmosphère.

Le nitrate d'argent précipite l'acide arsénieux en jaune, et l'acide arsenique en rouge de brique.

L'acide nitrique oxide de nouveau l'acide antimonieux, mais il le précipite alors et ne le dissout pas, quand on opère en grand. En petit, ce précipité n'est pas toujours sensible.

GISEMENT DE L'ARSENIC.

L'arsenic se rencontre presque partout dans la nature, et dans l'économie industrielle.

DANS LA NATURE :

1º *Minerais.*

Arsenic natif de Saxe. —Sulfures d'arsenic. — Antimoine testacé de Poullaouen (alliage d'arsenic et d'antimoine). — *Sprodglauzerz*, ou mine d'argent sulfuré aigre. — Arséniate de plomb de Cornwall. — Pyrites de fer et de cuivre (fahlerz). —Arséniate de cuivre.— Nickel arsenical de Freyberg. — *Nickelglauz*, ou mine blanche de Nickel de Loos. —Arséniate de Nickel d'Allemont. — *Speiss-Kobalt*, ou cobalt arsenical. — Arsenic scapiforme. — *Kobalt glauss de tunaberg*, ou arséniate de cobalt et sulfate de Kobalt.—Oxyde noir de cobalt. — Pyrite sulfureuse commune, (sulfure de fer des argiles).— *Misspickel*, ou arséniate de fer et sulfure de fer. — *Scorodite de graul* (arséniate de fer.) — *Würfelers de Cornwal*, ou arsénite de fer, arséniate de fer et eau. — Minerais de fer, surtout ceux du Limousin.

2º Terre végétale, à cause du fumier des rues, où abondent les débris de papier peints et de boiseries peintes en vert.

On a trouvé de l'arsenic dans le blé et dans divers végétaux cultivés dans une terre fumée avec des boues des villes, ou emblavée avec des semences qui ont été chaulées à l'arsenic.

EN ÉCONOMIE :

Dans le métal de tous nos ustensiles, cuivre, zinc, laiton, fer, fonte, vaiselle à vernis de plomb, etc.

Les ornements verts de nos papiers peints ne sont obtenus qu'avec l'arséniate de cuivre ou l'acétate arsénieux de cuivre.

La couleur verte de nos boiseries n'est pas autre chose.

Les débris de ces produits jetés au fumier, disséminent l'arsenic dans la terre végétale, où les plantes se l'assimilent, et les infiltrations pluviales peuvent le charrier dans tous les tissus d'un cadavre inhumé à d'assez grandes profondeurs.

La plupart de nos médicaments en offrent des traces, surtout ceux où rentre l'antimoine et le fer.

Il est certains médicaments, tels que la pâte du frère Cosme, dont l'arsenic forme la base.

Le colcothar qui sert à rougir les carreaux de nos appartements, est très-riche en arsenic.

La mort aux rats ne devrait être faite qu'avec du cobalt arsenical noir ou de l'arsenic noir petri avec de la farine et de la graisse. Les pharmaciens ne devraient jamais délivrer autre chose, à quiconque leur demande de l'arsenic pour tuer les rats. Il serait impossible, en effet, de

5° Il en existe, ainsi que l'a démontré M. Couerbe, et que l'indiquait l'analogie, dans les os et les chairs musculaires.

détourner, sous une forme aussi repoussante, cette substance, de sa destination.

C'est par abus que l'on délivre de l'acide arsénieux ou arsenic blanc, qu'il est si facile de confondre en poudre, avec le sucre ou la poudre de gomme.

On a cru remédier à cet inconvénient, en défendant aux pharmaciens de vendre de l'arsenic pour *tuer les rats*. Mais alors il faudra le remplacer, par des poisons d'un autre genre, par la *noix vomique*, qu'il est plus difficile de reconnaître, que l'arsenic, dans une analyse;

Il est bon, au contraire, qu'on n'emploie, pour se défaire des animaux nuisibles, que des substances métalliques. Mais il faut recommander aux pharmaciens de ne les vendre que dénaturées, ainsi que nous l'avons dit.

Il y aurait un moyen plus puissant encore de prévenir les empoisonnements : ce serait de moraliser la nation, au lieu de l'abandonner à tous les instincts de perversité ou de besoin, qui déchirent et poussent à la violence. La loi ne renferme pas un seul article rédigé dans ce but. Pour l'atteindre, il ne serait pas besoin d'un code volumineux. Jetez le mot dans la nation; l'idée prendra comme la flamme; et cette idée est toute une révolution. Prévenez les besoins; déplacez les positions fausses; assistez l'homme en délire, et ne le perdez de vue qu'après l'avoir ramené à la raison; arrêtez-le sur le bord du précipice, mais non pas pour le jeter, au nom de la vindicte publique, dans un autre précipice; organisez la morale préventive, vous n'aurez plus besoin de la peine afflictive. On marchera alors sur le poison, sans avoir même la pensée qu'on ait jamais pu s'en faire une arme criminelle.

APPAREIL DE MARSH (Pag. 64 et 110.)

RÉACTIONS ARSENICALES.

Les taches arsenicales que fournit l'appareil de Marsh, n'affectent pas toujours les caractères de couleur, de miroitement et de réactions, que l'on obtient si facilement et sur une si large échelle, quand on procède avec une solution, parfaitement pure, d'acide arsénieux.

Lorsque l'acide arsénieux est pur de substances organiques, et qu'il existe abondamment dans la solution, l'hydrogène arséniqué qui se décompose à la flamme, dépose, sur la porcelaine, l'arsenic, sous forme de taches d'un centimètre de diamètre, gorge de pigeon au centre, violâtres sur les bords, et qui reflètent, par le miroitement et selon les diverses inclinaisons de l'assiette, toutes sortes de nuances métalliques.

Lorsque l'arsenic est moins abondant dans l'hydrogène arséniqué, les taches faibles, petites, ne sont plus qu'une teinte gris pâle, tirant sur le jaune, sans reflets métalliques, et dont le miroitement se confond avec celui du fond de l'assiette.

Avec cette consistance inap-

ANALOGIE DES RÉACTIONS NON ARSENICALES.

L'antimoine, à certaines doses, et surtout à l'état de certains mélanges, produit par l'appareil de Marsh, des taches qui offrent la plus grande analogie avec les taches arsenicales.

Vogel et Thomson en ont obtenues, qu'ils ne savaient plus comment distinguer des taches arsenicales.

Dans le procès de Dijon, je crois avoir démontré qu'il suffit d'un coup de main, pour donner, aux taches antimoniales, tout l'aspect des taches arsenicales.

Lorsque l'antimoine surtout est en petite quantité dans l'alambic de Marsh, on obtient des taches absolument identiques avec celles qui sont disséminées sur les deux assiettes A et B, déposées au greffe de Tulle. (*Voy.* pag. 128.)

Les sels de fer (acétate et hydrochlorate de fer, etc.), peuvent, en certains cas, venir se déposer en taches miroitantes, sur la porcelaine, à la faveur de l'hydrogène de l'appareil de Marsh.

Les phosphates ammoniacaux, dont s'imprègne une substance

préciable, il est impossible de constater par les réactifs, leur nature arsenicale. Comment le nitrate d'argent précipiterait-il un souffle, un reflet, un atome?

organique volatile, donnent, par la flamme de l'hydrogène, les plus belles taches miroitantes et d'aspect métallique, quand on a soin d'en passer une couche legère sur la porcelaine.

Or, le nitrate d'argent produirait, en certain cas, sur le résidu nitrique de ces taches, le même précipité que sur les taches d'arsenic. (*Voy.* pag. 112).

CHAUX OU BARYTE (EAU DE).

Ou chlorure de chaux et de baryte.

RÉACTIONS ARSENICALES.

ANALOGIE DES RÉACTIONS NON ARSENICALES.

L'eau de chaux ou de baryte, ainsi que le chlorure de chaux et de baryte, produit, dans un liquide arsenical alcalin, un précipité blanc soluble dans l'acide nitrique, dans l'ammoniaque et dans le chlorure d'ammoniaque.

Il est, dans la formation de ce précipité, une circonstance que les chimistes n'ont pas eu l'occasion de remarquer, et qui serait un jour dans le cas de constituer, à leurs yeux, un caractère distinctif de l'arsenic.

Dans un liquide arsenical, acidifié par l'acide hydrochlorique, que l'on verse du chlorure de chaux; le précipité n'aura nullement lieu. Mais dès qu'on le saturera avec de la potasse caustique ou autre alkali, chaque goutte d'alkali, en tombant, formera une vésicule blanc de nacre, qui paraîtra, par transparence, comme veinée de noir. Ces vésicules extraordinairement fragiles, en s'amoncelant au fond

L'eau de chaux et de baryte, etc., produit le même précipité dans les phosphates.

Mais la baryte, la strontiane et la chaux, ou les chlorures de

du verre, y apparaissent comme une agglomération de vésicules végétales, et d'immenses téguments de fécule, ou, pour nous rapprocher un peu plus des images vulgaires, comme tout autant d'*œufs à la neige*, amoncelés au fond de l'eau. Par la moindre agitation, ces vésicules se brisent, et se réduisent en une poudre blanc d'argent.

ces trois substances, acidifiées, dès qu'on les sature avec de la potasse, produisent des globes analogues, dans l'acide lactique pur de manipulations chimiques, autrement dit le *petit-lait ;* et ces globes moins fragiles sans doute, sont également solubles dans l'acide nitrique et hydrochlorique, dans l'ammoniaque et ses sels alcalins.

HYDROGÈNE SULFURÉ.

(*Acide hydrosulfurique, sulfide hydrique.*)

L'hydrogène sulfuré a été considéré, jusqu'à ces derniers temps, comme le réactif le moins équivoque, pour déceler, dans un liquide, jusqu'à des traces d'arsenic. Il suffisait, disaient les meilleurs analystes, de faire passer, dans le liquide suspect, après l'avoir acidifié, un courant d'hydrogène sulfuré, pour précipiter l'arsenic en une poudre jaune-serin, qui aurait été reconnue ensuite pour être du sulfure d'arsenic, et non du sulfure d'antimoine, à cause de sa solubilité dans l'ammoniaque. (Voyez Henry Rose, *Traité pratique d'analyse chimique*, traduct. 1832, t. 1, p. 280.) Cette indication paraissait si décisive, que certains chimistes conseillaient d'attendre des jours et des mois entiers, pour s'assurer si, par le laps de temps, il ne se formerait pas, au fond du vase, un précipité de ce genre. (Voyez p. 50 de ce mémoire.)

Nous avions fait observer (affaires de Dijon et de Strasbourg) que les indications fournies par ce réactif, n'étaient pas plus caractéristiques de l'arsenic, que de toute autre substance organique. Il est reconnu aujourd'hui, et généralement admis depuis deux mois, que le courant d'hydrogène sulfuré est susceptible de produire, dans un liquide organique, un précipité jaune-serin soluble dans l'ammoniaque, et qui n'est pourtant que de la matière animale coagulable et colorée en jaune par l'action du réactif.

NITRATE D'ARGENT.

1° En liquide qui renferme de l'acide arsénieux, précipite le nitrate d'argent en jaune soluble dans l'acide nitrique et dans l'ammoniaque ; ce précipité est de l'arsénite d'argent.

2° Quand le liquide renferme des arseniates (combinaison de l'acide arsénique avec des bases inorganiques), et que ce liquide est alcalin, le nitrate d'argent détermine un précipité brun soluble dans l'acide nitrique et dans l'ammoniaque.

3° En transformant *l'acide arsénieux* en *acide arsénique* par le moyen de l'acide nitrique, le nitrate d'argent précipite le résidu en *une poudre fine rouge de brique*, qui a l'air de la brique pilée. Cette réaction était la seule qui fût restée jusqu'à ce jour sans réaction corrélative ; et, dans l'analyse des taches obtenues par l'appareil de Marsh, on attachait, à ce caractère, la plus haute importance.

1° Mais tout phosphate soluble précipite également le nitrate d'argent, en jaune soluble dans l'acide nitrique et dans l'ammoniaque. Or, quoi de plus commun, par exemple, que le phosphate d'ammoniaque, dans les sucs des végétaux nourrissants, et dans les liquides des animaux ? De là vient que le nitrate d'argent produit le même précipité dans le suc des oignons et aulx, et autres sucs riches en azote.

2° Les sels solubles de fer, surtout quand ils sont mêlés à des substances organiques, peuvent donner, par le nitrate d'argent, un précipité fort analogue.

5° Je viens de démontrer (*Gazette des Hôpitaux*, 17 octobre 1840), que cette réaction n'est pas plus à l'abri d'équivoque que toutes les autres. En effet, le nitrate d'argent détermine un précipité rouge de brique dans un mélange de phosphate d'ammoniaque et d'acétate de fer, ainsi que dans d'autres combinaisons ferrugineuses. Le nitrate d'argent précipite en un beau rouge de brique la solution alcoolique d'iode. Ce rouge est encore plus intense par une addition de nitrate de plomb ; et l'on ne tardera pas à augmenter le nombre de ces amphibologies.

ODEUR ALLIACÉE.

L'arsenic métallique en se volatilisant, répand une odeur d'ail, qui sert souvent à caractériser la présence de ce poison dans un mélange. Il suffit de projeter le mélange suspect sur des charbons incandescents, pour que cette odeur se dégage; car le charbon incandescent réduit le métal et en même temps le volatilise. Mais cette odeur est souvent masquée et dénaturée par celle du mélange.

Mais l'antimoine répand souvent une odeur analogue. Le phosphore et les phosphates en se réduisant donnent la même odeur. Les matières des vomissements peuvent donner la même odeur, sans renfermer des traces de substances arsenicales; non-seulement à cause des condiments dans lesquels l'ail est employé, mais surtout à cause des phosphates des substances azotées. Il est en outre, dans la nature, un certain nombre de plantes qui naturellement sentent l'ail, entre autres *l'agaric alliacé*, le plus commun des agarics qui croissent sur les feuilles mortes de chêne. Il est une variété de truffes blanches, qui est caractérisée par son odeur d'ail.

Enfin, une lame de fer, qui a coupé une pomme ou une poire, exhale, quand on la flaire, avec cette idée dans l'esprit, une odeur que chacun prendrait pour celle de l'ail.

SULFATE DE CUIVRE.

Le sulfate de cuivre neutre ne détermine aucune réaction dans un liquide qui renferme de l'acide arsénieux ou de l'acide arsenique combiné. Mais si l'on verse, dans le liquide, de la potasse ou de l'ammoniaque, il se produit tout-à-coup un précipité vert, qui (sous le nom de *vert de Schèele*) est employé en peinture et surtout dans l'impression des papiers peints. Dans les laboratoires, on se sert

Mais par le *sulfate de cuivre ammoniacal*, l'antimoine donne le même précipité vert. J'ai fait observer (*procès de Dijon*), qu'il suffit qu'un liquide quelconque renferme une faible quantité d'un sel de fer soluble, d'un sulfate de fer, par exemple, pour donner, par le sulfate de cuivre, à l'aide soit de la potasse soit de l'ammoniaque, un précipité vert en tout semblable au *vert de Schèele*; car ce pré-

pour cet essai du *sulfate de cuivre ammoniacal*.

Le *vert de Schéele* est un *arséniate de cuivre* ou un *acétate arsénieux de cuivre*.

cipité est formé d'un mélange d'oxyde de fer (qui est jaune) et d'oxyde de cuivre (qui est bleu), d'où résulte la coloration verte. Or, les sucs des végétaux et les liquides animaux renferment en abondance des sels ferrugineux. De là vient que le sulfate de cuivre ammoniacal précipite en vert, le suc d'oignons, celui de café non brûlé, etc.

N. B. Je ferai observer combien il serait hygiénique de remplacer, dans les arts, le *vert de Schéele*, par le précipité ferrugineux dont je viens de parler. (Mélange *en certaines proportions de l'oxyde de fer et de l'oxyde de cuivre.*)

TUBE DE VERRE A RÉDUCTION.

Soit un tube de verre de quatre ou cinq millimètres de diamètre et cinq à six centimètres de long; on étire à la lampe l'une des extrémités en une ouverture de deux millimètres environ. On mêle avec de la potasse ou de la soude et du charbon, le résidu dans lequel on suppose la présence de l'acide arsénieux ou arsénique; on introduit le mélange dans le gros bout du tube, et l'on chauffe cette portion à la lampe à esprit de vin. Si le mélange renferme une substance arsénicale, l'arsenic se réduit et vient se sublimer vers le petit bout, sur les parois duquel il se dépose en taches métalliques et miroitantes.

Ce procédé peut fournir des sublimations analogues à celles de l'arsenic, au moyen de substances les plus pures de ce poison. J'ai vu souvent, par un procédé analogue, un simple mélange d'huile essentielle et de phosphate ammoniacal se sublimer ainsi en taches et même en cristallisations d'un gris d'acier, qu'on aurait prises, avant tout autre avertissement, pour des cristaux d'arsenic métallique. Quant aux taches, leur miroitement était en tout analogue au miroitement arsénical.

Enfin, l'antimoine se réduit de la même façon. On pourrait donc être exposé à prendre pour le métal d'une combinaison arsénicale, le produit de la réduction de l'émétique par exemple.

COROLLAIRE

DE CE COMPENDIUM.

———————◦◦◦————————

Chacune de ces réactions arsenicales ayant son analogue, dans l'*analyse qualitative*, il est évident que la valeur d'une déclaration d'expertise légale décroît comme le nombre des réactifs employés; et qu'il resterait encore un certain doute, même après que toutes les réactions réunies auraient donné, avec toutes les précautions requises, des signes affirmatifs. L'analyse qualitative la plus complète, ne doit être considérée, en justice, que comme une grande probabilité.

Mais je ne sache pas une seule analyse affirmative de ce genre, qui, en France, ait jamais réuni même la vingtième partie des caractères propres à la ranger, devant la justice, dans la classe des probabilités légales.

Le manque de temps ou la fausse direction de la méthode, en ont presque toujours, à mes yeux, vicié les résultats et les interprétations.

Je me fais fort de la démontrer les pièces à la main, et

dans une assemblée publique composée de tous les médecins, pharmaciens, et hommes de loi de la capitale, si la
Cour croyait devoir faire les frais d'une enquête de ce genre, et ordonner une série de nouvelles expérimentations de
chimie légale, sur des bases plus en harmonie avec les progrès de la chimie exacte, et avec les règles impérissables de
la logique et de la raison.

N. B. Ce travail dont les bases étaient arrêtées dès le 1ᵉʳ octobre, n'a pu être livré à l'impression que le 14. On trouvera, dans
quelques notes, des citations de dates postérieures au 14 ; elles ont
été intercalées pendant l'impression, qui a été terminée le 22.

FIN.

TABLE DES MATIÈRES.

TROISIÈME PARTIE.

FIN DE LA TABLE.